Internist MR Dr. med. Karl F. Maier

Alzheimer
Demenz

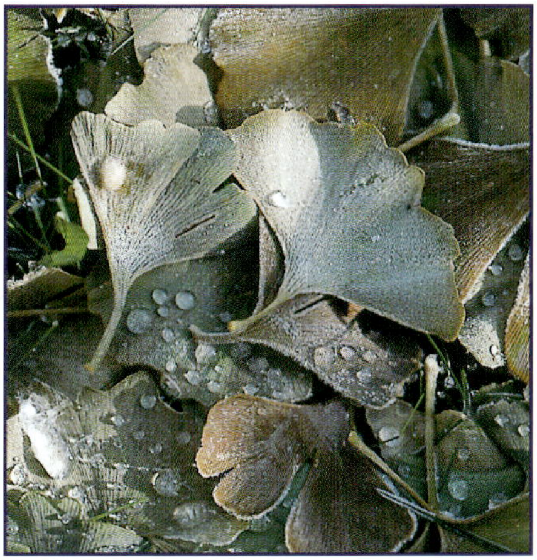

Verlauf · Behandlung · Medikamente
Lebensstil · Pflegeeinrichtungen

KNEIPP
VERLAG

ISBN 3-901794-99-9

Autor: MR Dr. Karl F. Maier, A-8344 Bad Gleichenberg 32.

Titelbild: Apotheker Mag. pharm. Ernst Frühmann, Ginkgo-Blätter.

Layout, Fotosatz, technische Bearbeitung: Verlag des Österreichischen Kneippbundes Ges.m.b.H.

Druck: Druckerei Theiss GmbH, 9431 St. Stefan.

1. Auflage

Leoben, April 2002

Inhalt

Die Krankheit des Jahrhunderts 5

Wie es begann …
Alois Alzheimer – ein Kurzportrait ... 7

Risikofaktoren Alter und Gene 14

Alzheimer-Risikofaktoren 22
Alter 23
Schulbildung 23
Alkohol 23
Rauchen 23
Ernährung 23
Beruf 24
Aluminium 24
Schädelhirnverletzungen 24
Depression 24
Gefäßverkalkung 24
Rheuma 24
Bluthochdruck 24
Östrogenbehandlung 24

Symptome 25
1. Stadium 26
2. Stadium 27
3. Stadium 27

Besonderheiten des Verlaufes 29

Diagnose 31
MMSE – Mini Mental State
Examination 39
Hachinski-Test 43
Uhren-Test 45
Syndrom-Kurz-Test 45

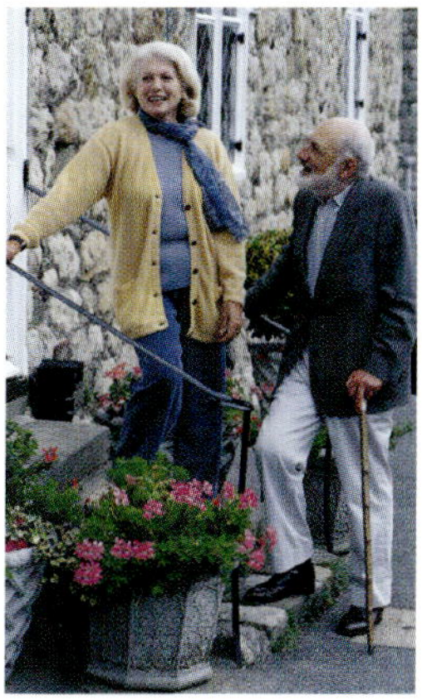

Die Untersuchung des Krankheitsverlaufes und die Bestätigung der Diagnose 46
Die Krankheit verläuft in Stadien ... 47
Die Abnahme der Gedächtnisleistung ... 49
Die Abnahme der Alltagsfähigkeiten ... 49
Die Veränderung von Nicht-Gedächtnissymptomen ... 50
Dauer der Krankheit ... 50
Das Problem der Unterbringung in Heimen ... 50

Die Unterscheidung von Alzheimer zu ähnlichen Krankheiten ... 51

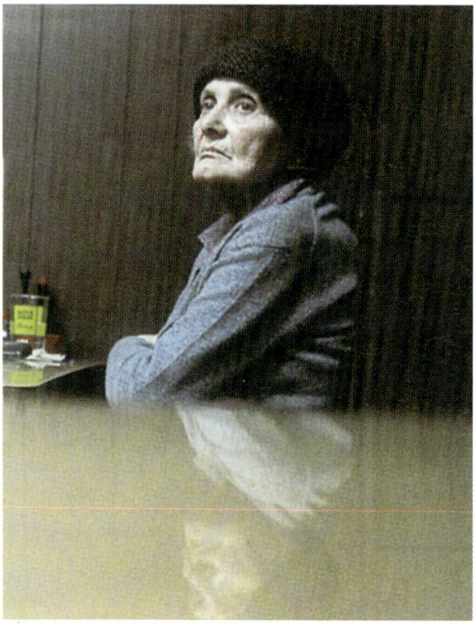

Behandlung ... 56
Medikamente ... 57
Psychologische Behandlungsverfahren ... 58
Medikamentöse Behandlung ... 59
Gentherapie ... 65
Ausblick und mögliche Vorbeugung ... 66
Häusliche Betreuung ... 68
Patienteninformation ... 68

Diagnose Alzheimer – wie gehe ich als Angehöriger damit um? ... 72
Leben mit Alzheimer ... 73
Erholsame Alltagspausen ... 83
Alltagshilfen ... 86
Verhalten in Konfliktsituationen ... 89
Rechtliche Angelegenheiten und schwere Entscheidungen ... 90
Auf sich selbst nicht vergessen ... 95
Finanzielle Hilfe für Angehörige ... 98

Verhaltensstörungen bei Alzheimer ... 100
Die Behandlung von Verhaltensstörungen ... 110

Alzheimer-Lexikon ... 115

Informationen und Hotlines ... 117

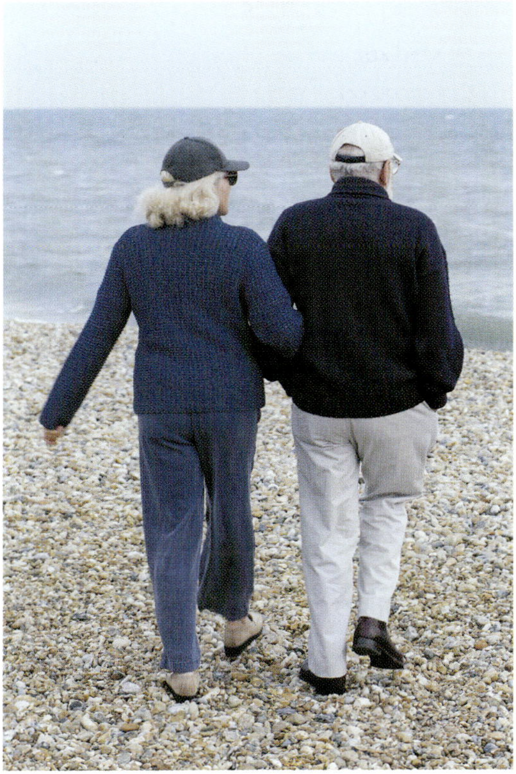

Die Krankheit des Jahrhunderts

Im Jahre 1907 beschrieb Alois Alzheimer erstmals die nach ihm benannte Demenz.

Damals glaubte man noch, es sei eine relativ seltene Erkrankung. Die Alzheimer-Krankheit wurde jedoch durch die Zunahme unserer Lebenserwartung bereits zur »Krankheit des Jahrhunderts«.

Gedächtnisverlust, »Demenz«, ist eine der Hauptursachen für die Pflegebedürftigkeit von alten Menschen und betrifft derzeit ca. 100.000 Österreicher. Die Alzheimer-Krankeit ist die häufigste Ursache für den geistigen Abbau im Alter.

»Alzheimer« kann heute gut und sicher diagnostiziert werden.

Die Krankheit hat viele Ursachen, man spricht von einem »multifaktoriellen« Geschehen.

Die Behandlung umfasst eine Fülle von Betreuungstätigkeiten, psychologische Maßnahmen, Medikamente und die Hilfe von Angehörigen. Zunehmend wichtig wird die medikamentöse Bekämpfung der Krankheit. Für die »Begleitbehandlung« zusätzlicher Symptome wie Angst, Depression, Schlafstörungen, Getriebenheit, Trugbilder und Wahnideen stehen moderne Antidepressiva und andere Psychopharmaka zur Verfügung. Zur Bremsung der geistigen Verfallserscheinungen werden zunehmend Mittel eingesetzt, die wegen ihres Angriffspunktes »Cholinesterasehemmer« genannt werden. Diese Medikamente sind auch in der Langzeitanwendung geprüft und sicher. Sie sind einfach anwendbar und verzögern das Fortschreiten der Krankheit.

Alzheimer ist nicht heilbar, aber zunehmend gut behandelbar.

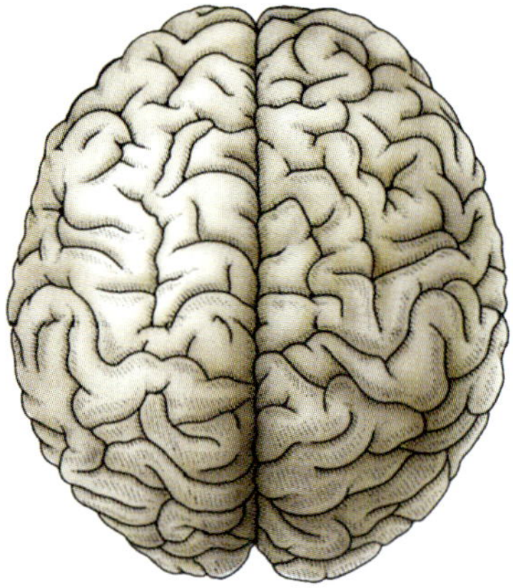

Das Gehirn – der »Tatort« der Alzheimer-Krankheit.

Dieses Buch vermittelt dem interessierten Leser in verständlicher Form die Grundlagen der Krankheit, alle Möglichkeiten und Chancen der Therapie, zeigt aber auch die Grenzen des Erreichbaren auf.

Mit begründetem Optimismus bietet das Buch einen Ausblick in die Zukunft.

Die »Akten« über Alzheimer sind noch lange nicht geschlossen. Der forschenden Wissenschaft wird es Hand in Hand mit den praktizierenden Ärzten, Klinikern und Pflegepersonen gelingen, die Kenntnisse über das Leiden ständig zu erweitern und zu vertiefen.

Auf der Basis einer sorgfältigen Diagnose kommt eine breite Palette an Therapien zum Einsatz, mit dem Ziel

- den Krankheitsfortschritt zu bremsen,
- dem Betroffenen ein sicheres Leben in menschlicher Würde zu bieten,
- Komplikationen durch Folgen der Krankheit zu verhindern,
- ein möglichst langes Verbleiben im Familienverband zu gewährleisten und schließlich
- den betreuenden Angehörigen und Pflegern den Alltag zu erleichtern.

Eine unverzichtbare Hilfe dabei sind die Beobachtungen der professionellen Betreuer und Familienangehörigen. Immer stärker wird das »Schicksal Alzheimer« zu einer Herausforderung für alle Belange der Medizin.

Erklärtes Fernziel ist und bleibt, die Krankheit nicht nur zu lindern, sondern zu heilen.

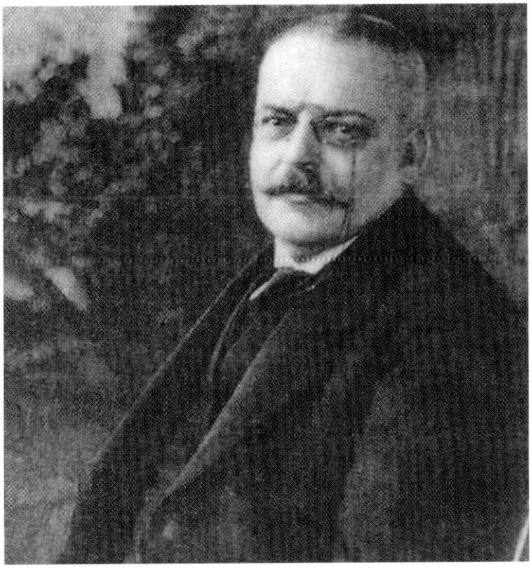

Wie es begann ...

Alois Alzheimer – ein Kurzporträt

Man schrieb den 26. November 1901.

Alois Alzheimer war Oberarzt an der »Anstalt für Irre und Epileptische« in Frankfurt am Main. Nach der Untersuchung der Patientin Auguste D. protokollierte Alzheimer damals:

Wie heißen Sie? *Auguste.*

Was sind Sie? *Auguste.*

Familienname? *Auguste.*

Wie heißt Ihr Mann? *Ich glaube Auguste.*

Ihr Mann? *Ach so.*

Wie alt sind Sie? *51.*

Wo wohnen Sie?
Ach, Sie waren doch schon bei uns.

Wo wohnen Sie?
Ach, ich bin doch so verwirrt.

Sind Sie verheiratet? *Zu Auguste.*

Wo sind Sie hier? *Hier und überall, hier und jetzt, Sie dürfen mir nichts übel nehmen.*

Wo sind Sie hier?
Da werden wir noch wohnen.

Wo ist Ihr Bett? *Wo soll es sein?*

Zu Mittag isst Frau Auguste D. Schweinefleisch mit Karfiol.

Was essen Sie? *Spinat.* (Sie kaut das Fleisch.)

Was essen Sie jetzt?
Ich esse erst Kartoffeln und dann Kren.

Neben der Befragung lässt Alzheimer die Patientin schreiben:

Schreiben Sie eine Fünf.
Sie schreibt: *Eine Frau.*

Schreiben Sie eine Acht.
Sie schreibt: *Auguste.*
Beim Schreiben sagt sie wiederholt: *Ich habe mich sozusagen verloren.*

Diese Krankengeschichte wird erst 1995 im Archiv der Psychiatrischen Universitätsklinik Frankfurt gefunden.

Auf der 37. Versammlung »Südwestdeutscher Irrenärzte« 1906 in Tübingen, an der 88 Wissenschaftler teilnahmen, hielt Alois Alzheimer seinen Vortrag mit dem Titel »Über eine eigenartige Erkrankung der Hirnrinde«. Der Vortrag erregte bei den Kollegen nur wenig Aufmerksamkeit. Niemand ahnte damals, dass dies der Karrierestart einer weltbewegenden Krankheit sein würde. Der Begriff »Alzheimer-Krankheit« wurde erstmals 1909 vom Nervenarzt Alfred Kraepelin in einer Ausgabe seines klassischen Lehrbuchs der Psychiatrie verwendet.

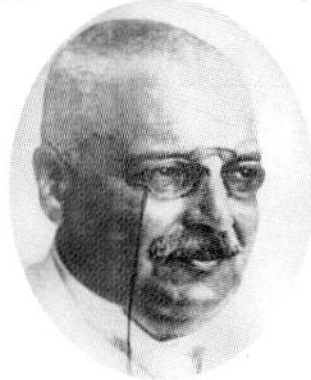

Alois Alzheimer, geboren am 14. 6. 1864, gestorben am 19. 12. 1915 in Breslau.

Aufnahme um die Jahrhundertwende

Über den Fall Auguste D., den er 1907 schließlich veröffentlichte, beobachtete Alzheimer Symptome, die von den gewöhnlichen abwichen:

»Mein Fall Auguste D. bot schon klinisch ein so abweichendes Bild, dass er sich unter keine der bekannten Krankheiten einreihen ließ. Die Symptome der Frau begannen mit einem starken Gefühl der Eifersucht gegenüber ihrem Ehemann und schritten über 4 1/2 Jahre fort bis zu ihrem Tod mit tief schürfender Verwirrung, Desorientierung, starkem Gedächtnisverlust, Schreien und der Unfähigkeit, Sprache zu verstehen und selbst zu benutzen.«

Alois Alzheimer aus Marktbreit im Spessart in Unterfranken – seine Vorfahren schrieben sich noch Alsheimer – ist früh davon überzeugt, dass Nervenkrankheiten Hirnkrankheiten sind.

Tagsüber kümmert er sich um Patienten, nachts sitzt er am Mikroskop und studiert Hirnpräparate. Schmerzvoll wird er zum Verlierer des tobenden Kampfes mit der aufkommenden Psychoanalyse, welche seelische Probleme mit verletzenden Ereignissen in der Kindheit in Zusammenhang bringt. Zu seinem Vortrag 1906 wird angemerkt: »Zum kurzen Referat nicht geeignet«.

Den wissenschaftlichen Durchbruch seiner Ansichten erlebt Alzheimer nicht mehr. Auch nicht die etwa 40 Millionen Alzheimer-Kranken weltweit. Erst 51-jährig stirbt er 1915 an den Folgen einer damals nicht behandelbaren komplizierten Mandelentzündung – es gab noch keine Antibiotika.

Zurück zu Auguste D.

In der Behandlung verordnet Alzheimer – wie damals üblich – Bäder, Bewegung im Freien, Turnen und Massagen. Die Behandlung des Kopfes erfolgt mit schwachen, elektrischen Strömen, der Galvanisation, gegen Schlaflosigkeit bekommt die Patientin das dämpfende Mittel Chloralhydrat. Man glaubt auch an die Wirkung einer Diät mit leicht verdaulichem, frühzeitigem Abendessen, Verzicht auf Tee und Kaffee. Kombiniert wird die Diät mit Nachmittagsruhe, rechtzeitigem Schlafengehen und abendlicher Darmentleerung.

Im weiteren Krankheitsverlauf ist Auguste D. von beständiger Unruhe und ängstlicher Ratlosigkeit. Sie geht nachts zu anderen Betten. Längere Gespräche mit ihr werden zunehmend unmöglich.

Im Juni 1902 schreibt Alzheimer in die Krankengeschichte: »Auguste D. ist abweisend, schreit und schlägt, sobald man sie untersuchen will. Sie hält sich nicht mehr an die vorgegebenen Mahlzeiten. Ihre Unruhe äußert sich immer wieder in ziellosem Umherwandern, planloser Geschäftigkeit und besonders in lautem Jammern und Schreien, das seit einigen Wochen oft anfallsartig auftritt und meist mehrere Stunden anhält.«

Das Haus, in dem der kleine »Aloys« als zweiter Sohn des Königlichen Notars Eduard Alzheimer und dessen zweiter Frau Therese (seine erste Gattin war an Kindbettfieber verstorben) am 14. Juni 1864 geboren wurde, ist heute eine öffentliche Gedenkstätte. Erworben und als Museum adaptiert wurde es 1994 von der amerikanischen Pharma-Firma Eli Lilly.

Alois wächst sorgenfrei auf, besucht in Marktbreit die Schule und zieht als Zehnjähriger nach Aschaffenburg, um in das dortige humanistische Gymnasium einzutreten. Einige Jahre später zieht die ganze Familie ebenfalls nach Aschaffenburg um.

Zum Zeitpunkt des Abiturs stirbt auch seine Mutter, sein Vater heiratet 2 Jahre später seine dritte Frau Martha Katharina, eine Geigerin.

Im Wintersemester 1883/84 beginnt Alois das Medizinstudium in Berlin, damals die Hochburg der europäischen Medizin. Das quirlige Leben in Berlin behagt ihm jedoch nicht und bald darauf übersiedelt der junge Student nach Würzburg, wo er auch in das Corps Franconia (eine schlagende Studentenverbindung) eintritt. Besonderes Interesse zeigt er für das Mikroskopieren.

Nach einem Semester in Tübingen geht Alois wieder nach Würzburg zurück und beendet 1887 sein Studium. Nach seiner Doktorarbeit und weiterem Studium erlangt er 1888 die Zulassung als Arzt.

Im gleichen Jahr nimmt Alzheimer die Stelle eines Arztes bei einer »geisteskranken Dame« an und geht mit ihr fünf Monate auf Reisen. Ziele und Aufenthalte dieser Reise sind nicht bekannt.

Ende Dezember 1888 tritt er die Stelle eines Arztes in der »Anstalt für Irre und Epileptische« in Frankfurt an. Alzheimer ist gemeinsam mit seinem Chef, Professor Sioli, und dem Arzt Nissl in der Lage, die Anstalt in ein Krankenhaus mit Sanatoriumscharakter umzuwandeln. Wichtigstes Anliegen ist ihnen, möglichst keinen Zwang auf die Patienten auszuüben. Besondere Merkmale der Qualitätsverbesserung sind die Einführung von Bädern und als Quelle der Erforschung von Geisteskrankheiten das ärztliche Gespräch.

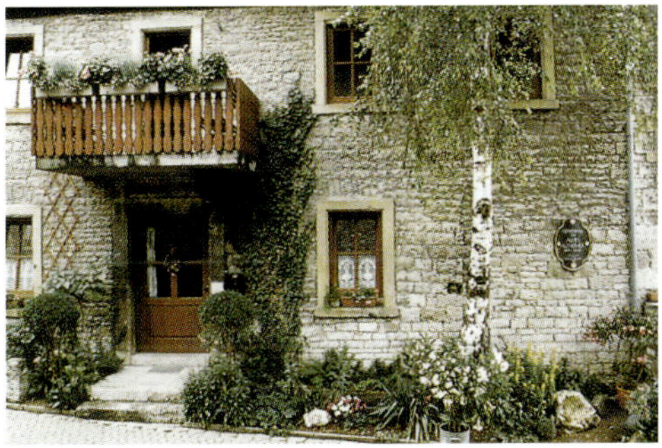

Geburtshaus von Aloys Alzheimer in Marktbreit. Rechts die Tafel, die aus Anlass des 125. Geburtstages am Haus angebracht wurde.

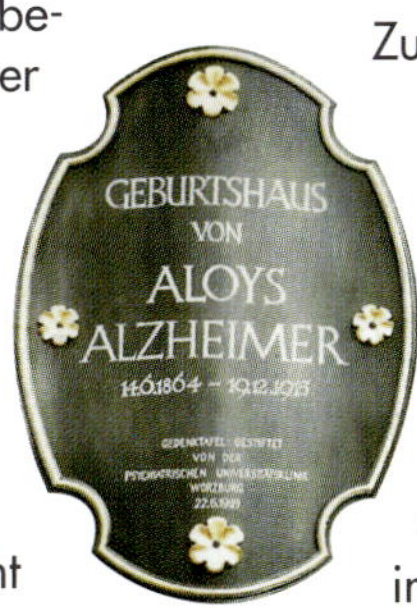

Gedenktafel am Alzheimer-Haus.

Zum dritten Grundstein für den Erfolg der Frankfurter Klinik wird das Bemühen der Erforschung organischer Ursachen von Geisteskrankheiten. Alzheimer fertigt unzählige mikroskopische Präparate an und langsam wird der junge Alzheimer zum Mitbegründer der modernen Gewebsforschung. Zwangsmittel werden immer weniger angewendet und von der Anstalt werden auch kleinere Ausflüge in die nähere Umgebung angeboten.

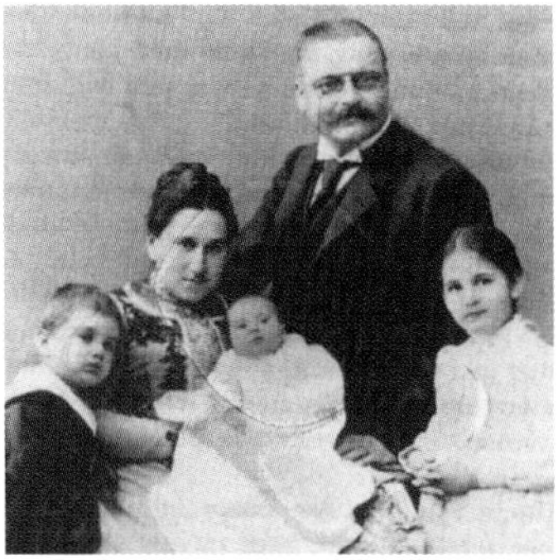

Alzheimer mit Gattin Cecilie und den 3 Kindern.

Alzheimer beginnt als 28-Jähriger mit einer eigenen Vortragstätigkeit, die ihn auch in andere Städte, wie Dresden und Wien, führt. Ergänzt wird diese Tätigkeit durch die Herausgabe wissenschaftlicher Arbeiten. In seinem beständigen Versuch einer wissenschaftlichen Beweisführung, Geisteskrankheit als organisch verursacht darzustellen, gerät Alzheimer bald in Konflikt mit der hergebrachten Lehrmeinung. Bis zum Jahre 1898 erscheinen mehrere Veröffentlichungen über die Arteriosklerose des Gehirns. Seine Kongresstätigkeit nimmt gegen Ende des Jahrhunderts noch zu.

Im April 1894 Heirat mit der vermögenden Witwe Cecilie Geisenheimer, die, Jüdin von Geburt, zum christlichen Glauben konvertiert. Schon im März 1895 kommt die Tochter Gertrud zur Welt. Ein Jahr später 1896 wird Alzheimer zum Oberarzt ernannt und sein Sohn Hans geboren, 4 Jahre später die Tochter Maria. Im Krankenhaus selbst gibt es nun neben dem Direktor vier Ärzte, so dass auf 85 Kranke ein Arzt kommt.

1901 wird für den Oberarzt Alois Alzheimer zum Schicksalsjahr – es bringt ihm das Zusammentreffen mit Auguste D. und die größte Katastrophe seines Lebens, den Tod seiner geliebten Frau Cecilie.

Nochmals heiraten will Alzheimer nicht und so stürzt er sich in die Arbeit. Es folgt eine rastlose Zeit.

Alzheimer ist unermüdlich auf den Krankenabteilungen tätig, um sich seine Trauer nicht anmerken zu lassen. Täglich warten zudem Aktenberge, Krankengeschichten, Gerichtsgutachten und die mikroskopischen Präparate. Darüber hinaus betreut er zahlreiche Privatpatienten und gemeinsam mit seinem Chef Sioli richtet er eine neue Zweiganstalt auf dem Land ein, die damals so genannte »Irrenkolonie« in Köppern, nahe bei Frankfurt.

Trotz der beglückenden Arbeit hält den 37-jährigen Witwer nichts mehr in Frankfurt – wo man ihn ungern ziehen lässt – und er übersiedelt nach Heidelberg. 2 Jahre später zieht er jedoch gemeinsam mit seinem 6 Jahre älteren Arztkollegen Kraepelin an die Königliche Psychiatrische Klinik in München.

Alzheimer's Familie mit den 3 Kindern und seiner mütterlich sorgenden Schwester Elisabeth bekommt eine Wohnung nahe der Theresienwiese, unweit der heutigen »Wies'n«, wo das Oktoberfest stattfindet. Alzheimer arbeitet tatkräftig am Um- und Ausbau der Klinik mit und besucht dafür Kliniken in Gießen, Kiel und

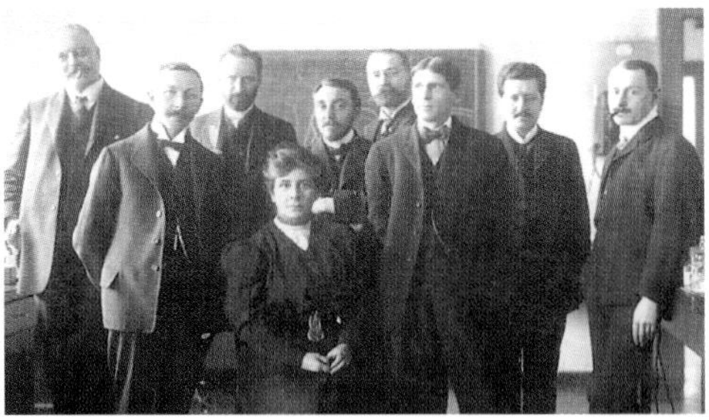

Alois Alzheimer (ganz links) mit Kollegen im Labor in München.

Halle. Das Anstellungsverhältnis von Alzheimer mutet sonderbar an: Er arbeitet ohne Bezahlung, kann sich dies aber als finanziell unabhängiger Witwer offenbar leisten.

Wie viel der nunmehrige Oberarzt auch arbeitet: Der von Frankfurt her gewohnte herzliche Umgang mit den Kollegen stellt sich in München nicht ein.

1904 wird Alzheimer auf Grund seiner Schrift über »Die hysterischen Geistesstörungen« zum Privatdozenten ernannt – für uns etwas überraschend, dass es sich nicht um die wissenschaftliche Beschreibung jener Krankheit handelt, der er den Namen gegeben hat. Schwerpunkte seiner Arbeit sind Diagnose und Behandlung der Spätfolgen der Syphilis, die um die Jahrhundertwende extrem häufig war.

Zu seinen Kindern ist der Privatdozent gütig und nachsichtig – eine Ausnahme unter den Vätern dieser Epoche, galt es doch in erster Linie eine »Respektsperson« zu sein. Schon im Jahre 1904 folgt der Umzug in ein Haus am Weßlinger See. Mit der Familie logieren dort zahlreiche Tiere; so wurden Hasen, Meerschweinchen, Fische, sogar eine Eule und ein junger Fuchs gehalten. Meist wurden sie aber bald wieder in die Freiheit entlassen. In dem Haus lebt heute noch eine Enkelin.

Alzheimer findet zu seiner humorvollen Art zurück, genießt das Leben einschließlich seiner Zigarren, die für ihn zu einer Art Markenzeichen werden. In das Haus ziehen weitere Geschwister ein und viele seiner ärztlichen Kollegen sind oft zu Gast.

Viele Stunden verbringt der Arzt in seinem gut ausgestatteten Labor, wo er sich vor allem mit Gewebsschnitten vom Gehirn beschäftigt. Weiter ohne Bezahlung bestreitet er auch die in seinem Labor anfallenden Kosten aus der eigenen Tasche.

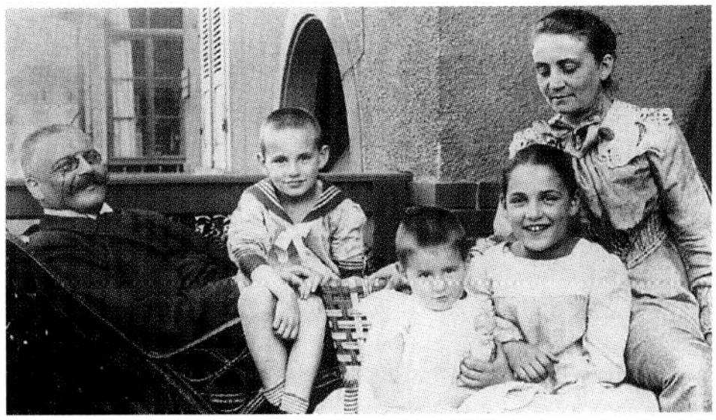

Alois Alzheimer mit seiner Schwester Elisabeth. Von links nach rechts Hans, Maria, Gertrud.

1906 wird Alzheimer zum Stellvertreter seines Chefs Kraepelin ernannt und erhält nun auch Bezüge. Geprägt wird diese Zeit durch vermehrten Studentenunterricht, Sitzungen, Prüfungen und ständigen Krankendienst. Das Jahr 1907 zeigt Alzheimer unermüdlich bei Reisen von einem Kongress zum anderen. Sein nunmehriges Hauptinteresse, die Demenz, rückt immer mehr in den Mittelpunkt seiner Arbeit. Überzeugt von den organischen Ursachen vieler Nervenstörungen, führt er hitzige Wortgefechte mit den Kapazitäten seiner Zeit. Für die Studenten und Gastärzte wird Alzheimer zu einem entscheidenden Meinungsbildner.

Auch nach 1903 behält Alzheimer die Patientin Auguste D. weiter im Auge – mit Telefonaten und schriftlichen Erkundigungen. Nach dem Anruf aus Frankfurt am 9. April 1906, dass Auguste D. gestorben sei, bittet Alzheimer, man möge ihm das Gehirn der Patientin schicken, um es mikroskopisch untersuchen zu können. Alzheimer arbeitet den ganzen Fall noch einmal auf und hält darüber im November 1906 einen Vortrag vor der Versammlung der süddeutschen Irrenärzte in Tübingen. Am Ende des Vortrages ist Alzheimer irritiert, denn es meldet sich niemand zur Diskussion.

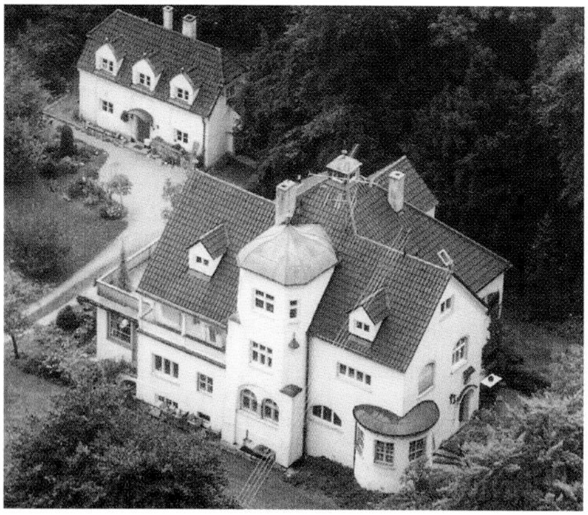

Alzheimer's Sommerhaus in Weßling am See.

Sein Vortrag wird erst im Jahr darauf veröffentlicht – und kaum beachtet, dies geschieht erst 70 Jahre später.

Alzheimer wartet auf weitere »Auguste-D.-ähnliche« Fälle und bald ist es so weit, so dass er schon 1908 weitere 4 Fälle veröffentlicht. Allen 4 Fällen eigen sind die Veränderungen gewisser Hirnzellen und die Bildung von »Plaques«. Im Inhaltsverzeichnis des Lehrbuchs seines Chefs erscheint 1909 erstmals der Ausdruck »Alzheimer-Krankheit«. Die genaue Deutung dieser Krankheit ist zur damaligen Zeit noch unklar. Ein interessantes Detail: Die Krankenakte der Auguste D. wurde erst 1995 entdeckt. Die historische Akte war im Keller der Klinik abgelegt – unter einem falschen Jahrgang, den Unterlagen der Patienten ab 1920.

1909 bittet Alzheimer um Befreiung von seinen Pflichten an der Klinik, um sich ganz der Forschung widmen zu können und so wird die Zeit bis 1912 zu seiner fruchtbarsten Schaffensperiode.

1912 übernimmt Alzheimer die Leitung der Klinik in Breslau.

Schon während der Reise dorthin ist er krank und er muss sich nach seiner Ankunft zuerst einmal ins Sanatorium begeben. Er klagt über Herzbeschwerden und Atemnot. Davon unbeirrt macht er sich wenig später, seelisch erholt, jedoch körperlich angeschlagen, wieder an die Arbeit. Mit dem Lehrstuhl verbunden ist eine stattliche Wohnung auf dem Klinikgebäude. Er untersucht viele Patienten selbst und verfasst zahlreiche schriftliche Abhandlungen, obwohl er schon als schwer krank bezeichnet werden muss.

1913 lässt er sich zu einer Kur nach Wiesbaden überreden. Gestärkt, aber nicht geheilt, kehrt er nach einigen Wochen in die Klinik zurück. 1914 meldet sich sein Sohn Hans freiwillig zum Kriegsdienst – der 1. Weltkrieg hatte begonnen. Alzheimer bearbeitet die psychischen Störungen von Soldaten. 1915 wird seine angegriffene Gesundheit für alle augenscheinlich, das Herz – als Komplikationsfolge einer eitrigen Angina mit Nieren- und Gelenkentzündung – macht ihm beständig zu schaffen. Am 19. Dezember 1915 stirbt Alzheimer an Nierenversagen nur 51-jährig im Kreise seiner Familie.

Unzählige Nachrufe begleiten ihn, die nach ihm benannte Krankheit wird jedoch nicht erwähnt.

In der Folgezeit wird es noch stiller um die Alzheimer'sche Krankheit. Erst in Dokumenten der 60er Jahre setzt sich bei Kongressen sehr langsam die Bezeichnung »Alzheimer« durch.

Als in den 80er Jahren die Hollywood-Schauspielerin Rita Hayworth und der ehemalige US-Präsident Ronald Reagan als Opfer der Krankheit bekannt werden, gibt es bereits einflussreiche Alzheimer-Forschungszentren.

In unseren Tagen ist Alzheimer so geläufig, dass der Name des Arztes auch für den Witz herhalten muss »Alzheimer lässt grüßen«.

Zum Lachen sollte uns nicht zu Mute sein, wenn wir uns vergegenwärtigen, dass ein vom fortgeschrittenen Alzheimer befallener Mensch auf die Frage »Wie heißen Sie?« oft nur mit stummer Ratlosigkeit antwortet.

1898 schrieb Alois Alzheimer die prophetischen Zeilen:

»Die Dementia senilis (= »Altersblödsinn«) entwickelt sich in einem Lebensalter, in dem das Gehirn schon durchschnittlich eine erhebliche Einbuße an Gewicht erfahren hat und sich auch schon histologisch (= gewebsmäßig) regelmäßig Zeichen der Seneszenz (= Greisentum) nachweisen lassen. Schon lange kennen wir eine solche Zunahme des Pigments (= Farbstoff) in den Ganglienzellen (= Gehirnzellen) und atheromatöse (= »Verkalkungs«) Veränderungen an den Gefäßen …

Recht oft erreichen aber diese Veränderungen höhere Grade und bedingen dann die leichten und stillen Formen der Dementia senilis, vielleicht die häufigste der Geisteskrankheiten, die zahlreicher in der Familie, seltener in den Irrenanstalten zu finden ist. Andere Fälle aber zeigen neben einer zunehmenden und schließlich außerordentliche Grade erreichenden Demenz Erregungszustände, bald mehr depressiven, bald mehr maniakalischen (= übertrieben heiter, hochgestimmt) Charakters, Verfolgungsideen, deliröse (= wahnhafte) Erregungszustände.

Es wurde ausgesprochen, dass die stille Form der Dementia senilis jeden betreffen könne, vielleicht den eher, der zu verkalkender Erkrankung veranlagt sei, während der mit schweren Erscheinungen einhergehende Altersblödsinn eine psychische, vererbliche Belastung voraussetzt. Die Auffassung, so bestechend sie klingen mag, erscheint mir kaum beweisbar.«

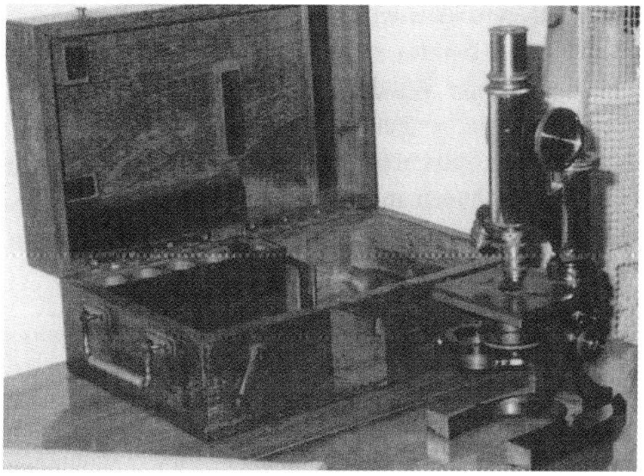

Alzheimer's wichtigste »Waffe« – das Mikroskop.

Alois Alzheimer hat vor über 100 Jahren einen seltsamen Fall von Demenz beschrieben. Damit setzte er die Fahndung nach einer krankhaften Ursache des menschlichen Alterns in Gang. Im neuen Jahrtausend ist »Alzheimer« zu einem Hauptthema der Forschung geworden.
Viele Fachleute sprechen von der Alzheimer-Erkrankung als der Krankheit des 21. Jahrhunderts. Alois Alzheimer hat als erster den Schleier gelüftet und den Grundstein gelegt für moderne Diagnostik und die Hoffnung auf Heilung eines demütigenden, bösartigen Leidens.

Risiko- faktoren Alter und Gene

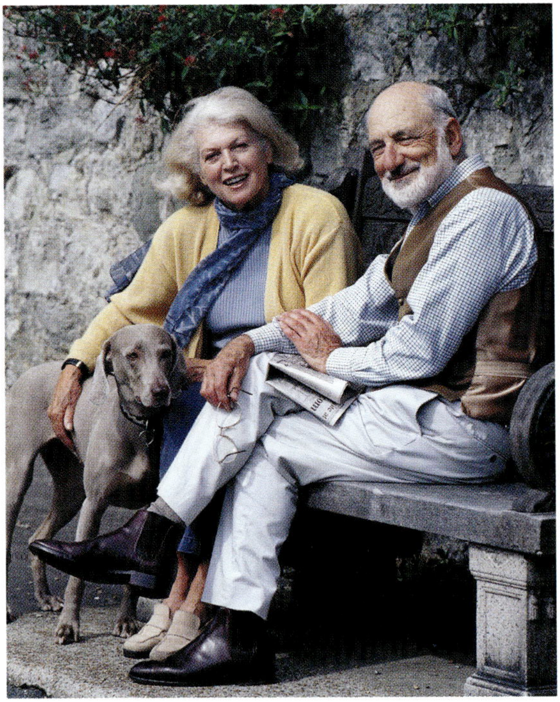

»Alzheimer« ist eine fortschreitende Erkrankung des Gehirns. Die Krankheit führt zum Abbau der Hirnleistung und dieser Abbau ist unumkehrbar.

Ca. 1 % aller Menschen zwischen dem 65. und 69. Lebensjahr wird von einem Abbau der Hirnleistung betroffen.

In der Altersgruppe der 70- bis 75-Jährigen dagegen geht dieser Prozentsatz auf 4 hinauf.

Von den 80- bis 85-Jährigen sind 13 % betroffen und von den 85- bis 89-Jährigen 21 %.

In der Gruppe der über 90-Jährigen ist ein Drittel bis die Hälfte davon betroffen. Die Folgen des Abbaus der Hirnleistung nennt man »Demenz«.

Etwa 50 – 70 % aller Demenzen sind auf die Alzheimer-Krankheit zurückzuführen.

Die zunehmende Lebenserwartung lässt einen weiteren Anstieg der Alzheimer-Krankheit erwarten. Die Behandlung ist vor allem im Frühstadium wirksam, daher muss die Frühdiagnose angestrebt werden.

Fast 25 % aller Patienten mit Demenz sind auf Durchblutungsstörungen des Gehirns zurückzuführen. Dazu zählen vor allem geistige Abbauprozesse durch Schlaganfälle und allgemeine Gefäßverkalkung. Bei diesen Patienten liegt meist ein viele Jahre lang bestehender

Bluthochdruck vor. Diese Patienten leiden zwar an den Spätfolgen des Bluthochdrucks, ein vollständiger Gedächtnisverlust – wie bei Alzheimer – liegt aber selten vor. In den meisten Fällen von gefäßbedingter Demenz liegen sowohl Durchblutungsstörungen als auch stoffwechselbedingte Störungen vor, es handelt sich um so genannte »Mischdemenzen«.
Von den 90.000 – 100.000 in Österreich als Pflegefälle einzustufenden Menschen sind mehr als 50 % wegen Demenz pflegebedürftig.

Gründe für Pflegebedürftigkeit ab dem 70. Lebensjahr

- Alzheimer-Krankheit
- Schlaganfall
- Parkinson'sche Krankheit
- Leiden von Wirbelsäule und Gelenken
- Taubheit und Blindheit

Betrachtet man die Prozentsätze, verwundert es nicht, dass die zunehmende Lebenserwartung der Bevölkerung in den westlichen Industrieländern einen weiteren dramatischen Anstieg des Vorkommens der Alzheimer-Krankheit erwarten lässt. Neue Behandlungsansätze erwiesen sich vor allem im Frühstadium der Erkrankung als wirksam, so dass der Frühdiagnose besonderes Augenmerk zugewendet werden muss.

Demenz wird im neuen Jahrtausend zur größten medizinischen und sozialen Herausforderung für unsere Gesellschaft.

Die Entwicklung neuer Medikamente nährt nicht nur die Hoffnung der Betroffenen auf eine bessere Behandlungschance, sondern auch das Bewusstsein für die notwendige Frühdiagnose. Die Bedeutung der Frühdiagnose wird deutlich, wenn man bedenkt, dass die verfügbaren Medikamente bis heute nur das Überleben und die Funktion der verbleibenden Hirnzellen verbessern können, einen einmal eingetretenen Verlust aber nicht beeinflussen.

Fast alle Patienten im Frühstadium von Alzheimer werden zunächst einmal vom Hausarzt gesehen. Dabei werden geringgradige Störungen der Hirnleistung allzu oft als normale und »dem Alter entsprechende« Einbußen gewertet. Dies ist vor allem dann der Fall, wenn der Patient in seinen Beziehungen zu Familie, Freunden und Umwelt noch nicht offensichtlich gestört ist. Dies ist auch dann der Fall, wenn der Patient vor Erkrankungsbeginn eine hohe Intelligenz und einen hohen Bildungsgrad aufweist.
Es gibt 2 Ansätze, um »Altern« zu erklären. Zum einen sind es »Abnutzung« und »Untergang«, wobei auch Fragen der Umwelt eine wichtige Rolle spielen.

Zum anderen wird der Körper auf ein genetisches, also vererbliches, Programm zurückgeführt. In diesem Programm sind alle bedeutsamen Vorgänge vorgezeichnet, demnach auch »Altern« mit Schwächung des Immunsystems und dem Abbau geistiger Leistungen. Sehr wahrscheinlich entsteht Altern aus einer Kombination von Abnutzung, Untergang und vererblicher Vorherbestimmung.

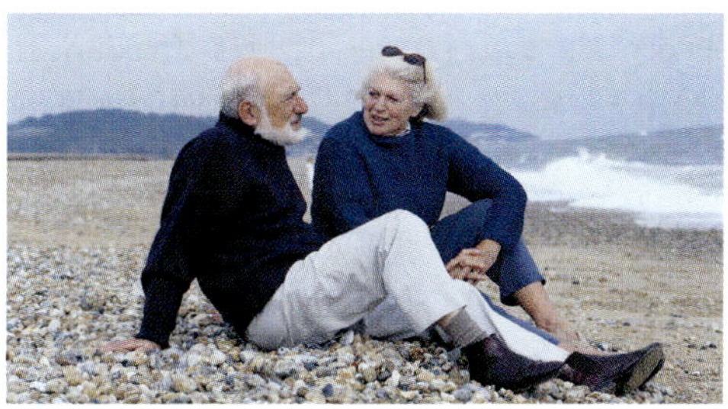

Was sich ändert ...

Was im Alter zunimmt *»Kristalline« Fähigkeiten*	**Was im Alter abnimmt** *»Flüssige« Fähigkeiten*
Allgemeinwissen	Kurzzeitgedächtnis
Arbeits- und Berufserfahrung	Hörfähigkeit (ausgleichbar)
Positive Arbeitseinstellung	Sehfähigkeit (teilweise ausgleichbar)
Selbständigkeit	Muskelkraft (teilweise ausgleichbar)
Planendes Denken	Widerstandsfähigkeit gegenüber seelischer Dauerbelastung
Urteilsfähigkeit	Tastsinn (ausgleichbar)
Das Erkennen von Sinnzusammenhängen	Geistige Wendigkeit
Verantwortungsbewusstsein	Anpassung an körperliche Dauerleistung (nicht ausgleichbar)
Ausgeglichenheit, Zuverlässigkeit	

Altern hat also positive und negative Seiten. Negativ sind die Abnahme der körperlichen Leistungsfähigkeit und das Abfallen der »fluiden« oder flüssigen Intelligenz. Positiv ist die mögliche Leistungszunahme durch Erhalten und eventuell sogar weiteres Aufbauen der kristallinen Intelligenz.

»Normales Altern« bedeutet aber nur eine Verlangsamung von Denkleistungen und »darf« auch eine leichte Beeinträchtigung des Kurzzeitgedächtnisses mit erschwertem Speichern und Abrufen von Informationen beinhalten. Alle Symptome, die darüber hinausgehen, sind unabhängig vom Alter als krankhaft anzusehen. Es genügt deswegen nicht, einen »Durchschnittsbefund« zu erheben. Wesentlich sind auch Informationen über den Verlauf, um das Nachlassen der Denkleistung im Vergleich zum Zustand vor der Erkrankung besser einschätzen zu können.

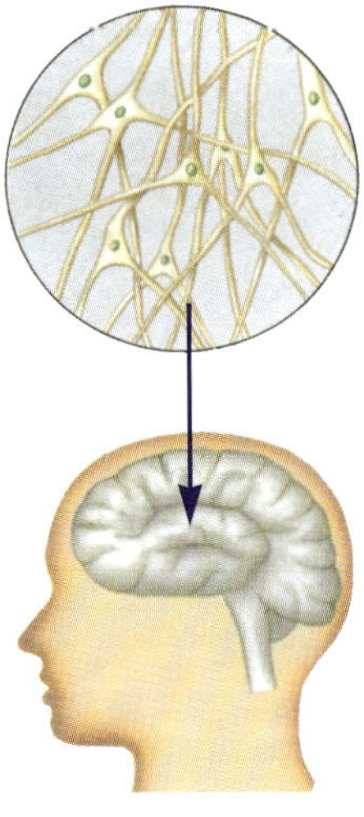

Die Nervenzellen des Gehirns stehen im Brennpunkt der Alzheimer-Forschung.

Die frühen Anzeichen von Alzheimer sind sehr versteckt. Es sollten daher schon beim geringsten Verdacht Fragen gestellt werden nach Gedächtnisstörungen und nach verminderter Aktivität im Alltag. Immer dann, wenn dieser Verdacht durch Hinweise der Angehörigen auf Veränderungen im Verhalten, gestörter Merkfähigkeit und andere Defizite ergänzt wird und der Verdacht auf Alzheimer sich somit erhärtet, sollte eine genaue Untersuchung mit den »MMST« (= Mini Mental State Test – siehe S. 39 ff.) erfolgen. Daran schließt sich der Ausschluss anderer Erkrankungen an, die mit einer verminderten Denkleistung einhergehen.

Was ist »Demenz«?

Man bezeichnet heute als Demenz jegliche Abnahme von Gedächtnisleistung und Denkvermögen, die schwer genug ist, die Aktivitäten des Alltags wesentlich zu beeinträchtigen. Man unterscheidet zwischen leichter, mäßiger und schwerer Demenz.

Leichte Demenz

Der Patient ist beeinträchtigt, jedoch noch imstande, unabhängig zu leben und zu handeln.

Mäßige Demenz

Der Betroffene benötigt Hilfestellung im Alltag.

Schwere Demenz

Der Patient bedarf einer ständigen Aufsicht und Pflege.

Ab dem 65. Lebensjahr verdoppelt sich alle 5 Jahre das Vorkommen von Demenz!

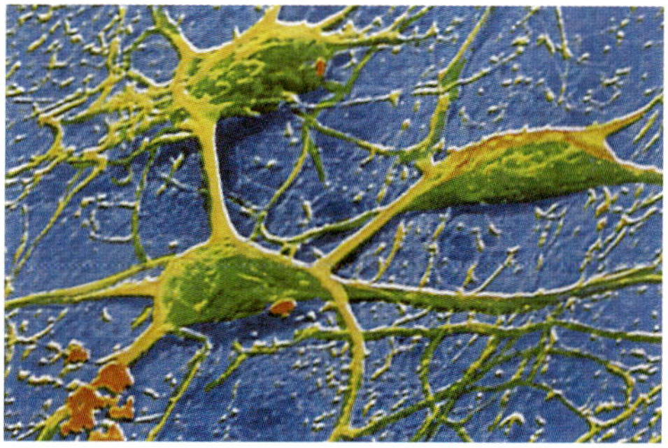

Gehirnzellen unter dem Mikroskop.

Der Großteil der Hirnleistungsstörungen (= »Demenzen«) ist der Alzheimer-Krankheit zuzuschreiben. Bei den übrigen Fällen von Demenz handelt es sich um Gefäßleiden (Arteriosklerose) oder um die Lewy-Körperchen-Erkrankung. Von dieser Sonderform, der »Demenz mit Lewy-Körperchen«, ist jeder 5. Alzheimer-Patient betroffen. Seltene Ursachen sind »frontotemporale« Degeneration und Prionenerkrankungen wie die Creutzfeld-Jakob-Krankheit (im Zusammenhang mit »BSE«).

Die Erforschung der Alzheimer-Krankheit ist in vollem Gange. Vieles ist bekannt, noch zu vieles unbekannt. Zur typischen Alzheimer-Krankheit mit Symptomen durch die Minderleistung des Gehirns, gibt es auch eine Art Vorstadium von Alzheimer ohne erkennbare Symptome. Dieses »symptomfreie« Stadium kann sich über zwei Jahrzehnte oder mehr hinziehen.

Der Krankheitsverlauf ist durch Stadien gekennzeichnet.
Das **erste** Stadium zeigt keine erkennbaren Symptome und wird als »vorklinisch« bezeichnet. Dieses vorklinische Stadium kann 20 – 30 Jahre dauern. Modernste Untersuchungstechniken haben gezeigt, dass schon in diesem vorklinischen, symptomfreien Stadium verschiedene Hirnveränderungen festgestellt werden können.
Der Verlauf der diagnostizierten Alzheimer-Krankheit wird in **drei Stadien** eingeteilt (siehe S. 26 ff.).

Als eine der derzeit bekannten Ursachen gilt das Absterben von Gehirnzellen.

Bei 55 % der Patienten mit fortgeschrittener Demenz zeigen sich im Gehirn typische Alzheimer-Veränderungen, bei 15 % findet man zusätzlich so genannte »Levy-Körperchen«.

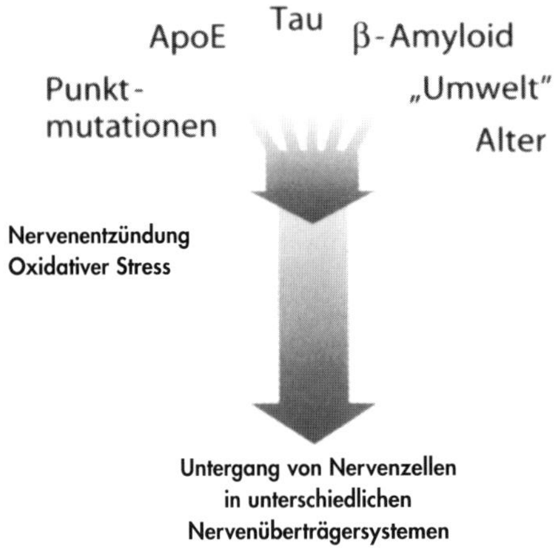

Unterschiedliche Gifte, Energiemangel oder Eiweiße wie »ApoE« und »Tau« sowie Amyloid-Plaques starten den Krankheitsprozess, alle Formen der Nervenzellenuntergänge.

Im Gehirn des Alzheimer-Kranken sieht man an den Nervenendigungen krankhafte Beläge, so genannte **»Plaques«** und Knäuel, einen Verlust an Nervenüberträgerstellen (= »Synapsen«) und eine Reihe von abnormen Veränderungen in der Nervenzelle selbst. Die »Kraftwerke« der Nervenzelle, die »Mitochondrien«, sind geschädigt und es kommt zur Ablagerung von krankhaften Eiweißausschwitzungen, dem so genannten **»Amyloid«.** Dadurch wird der Hirnstoffwechsel beeinträchtigt. Gehemmt werden der Transport der Nährstoffe zur Gehirnzelle und der Abtransport von Schlackenstoffen aus der Nervenzelle zu den Blutgefäßen. Mikroskopisch kleine Hirninfarkte sind auf die Ablagerungen von Amyloid zurückzuführen.

Ein vorrangiges Behandlungsziel (der Zukunft) ist daher, die Produktion von Amyloid zu verhindern.

Die genannten Knäuel bestehen überwiegend aus so genannten **Tau-Eiweißstoffen.** Ein weiterer Angriffspunkt einer zukünftigen Behandlung ist demnach der Versuch, diese Tau-Eiweißkörper aufzulösen.

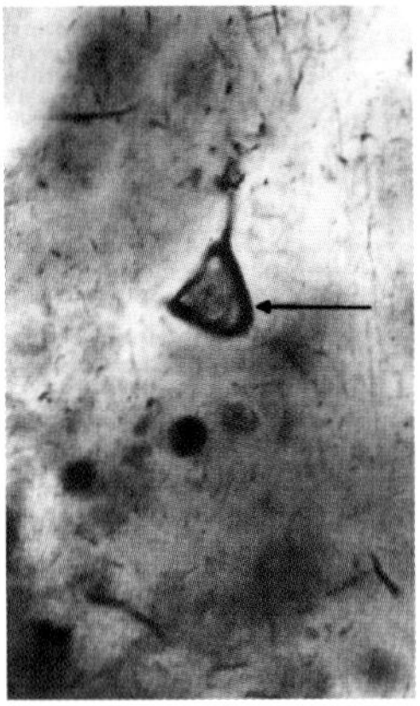

Amyloide Plaques als typische gestaltliche Veränderung bei Morbus Alzheimer.

Daraus ergibt sich, dass bei Alzheimer-Patienten häufig zusätzlich Symptome von Parkinson'scher Krankheit vorkommen.
Solche Patienten sind insgesamt schlechter behandelbar und sprechen auf Medikamente schlechter an.
Bei 15 % der Betroffenen sieht man außerdem krankhafte Gefäßveränderungen.

Bei den typischen Alzheimer-Veränderungen handelt es sich um Ablagerungen zwischen den Nervenzellen, die aus Eiweißstoffen hervorgehen und Veränderungen an den Nervenzellen bewirken, die letztendlich deren Absterben fördern. Derartige Veränderungen beginnen im mittleren Schläfenlappen des Gehirns, wo sie anfänglich keine größeren Auswirkungen zeigen. Erst wenn Bereiche der »Rinde« des Schläfenlappens befallen sind, kommt es zu den Symptomen der Demenz.

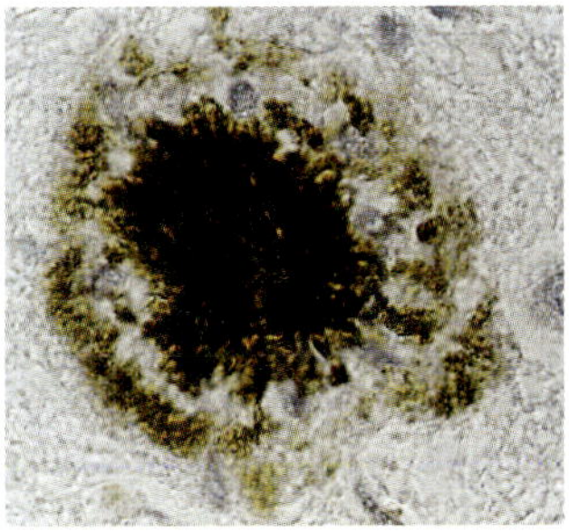

Stark vergrößerter und gefärbter »Plaque«.

Magnetresonanz und Vermessungen zählen daher heute zu einer Form der Frühdiagnose, die eine Bestätigung der Alzheimer-Krankheit ermöglicht, noch bevor eindeutige Beschwerden auftreten.

Der Nachweis von Alzheimer-Veränderungen im Gehirn bedeutet allerdings nicht immer das Auftreten von Symptomen. Studien aus den USA belegen, dass selbst Patienten mit beträchtlichen Veränderungen des Gehirns bis ins hohe Alter geistig rege sein konnten.

Es kann angenommen werden, dass mehrere Umstände für das Ausbrechen der Alzheimer-Krankheit verantwortlich sind. Bei weniger als 5 % der Patienten stehen erbliche Defekte im Vordergrund. Bei mehr als der Hälfte der überwiegend im höheren Lebensalter auftretenden Demenzen vom Alzheimer-Typ sind Umstände aus der Umwelt oder dem Lebensstil wirksam.

Aus großen Untersuchungen ist bekannt, dass Alzheimer im höheren Lebensalter milder verlaufen kann, als die innerhalb von weniger als 10 Jahren zum Siechtum verlaufende Form. Andererseits sind auch im hohen Alter beginnende und rasch verlaufende Formen von Alzheimer möglich.

Der alles überschattende Risikofaktor für die Erkrankung ist das Lebensalter. An jenen Formen, die im »mittleren« Alter beginnen, ist der erbliche Faktor wesentlich stärker beteiligt als an jenen Formen, die erst im späten Alter beginnen.

Aus erblicher Sicht wird unterschieden zwischen familiärer Form von Alzheimer, die nach den Mendel'schen Gesetzen vererbt wird und »sporadischer« Form. Die familiäre Form ist durch frühes Auftreten der Krankheitssymptome gekennzeichnet (zwischen dem 30. und 40. Lebensjahr). Diese Form ist mit Genveränderungen an den Erbträgern, den Chromosomen, verbunden.

Aufgeklärt sind erbliche Defekte an den Chromosomen (= Erbträger) 1, 14 und 21 als alleinige Ursache einer »familiären«, also erblichen Alzheimer-Krankheit. Tatsache ist, dass es unterschiedliche erbliche Ursachen für die Alzheimer-Krankheit gibt.

Alle erblichen Formen enden aber schließlich in einem Gewebsuntergang des Gehirns, der für »Alzheimer« typisch ist. Die alleinige Bedeutung erblicher Umstände trifft derzeit aber nur für jeden 5. Alzheimer-Patienten zu. Zur Zeit arbeitet die Hirnforschung an der Rolle der entsprechenden Erbanteile auf den Erbträgern 1, 14 und 21.

Darüber hinaus ist über das Chromosom 19 ein leicht verletzlicher Erbanteil bekannt, der

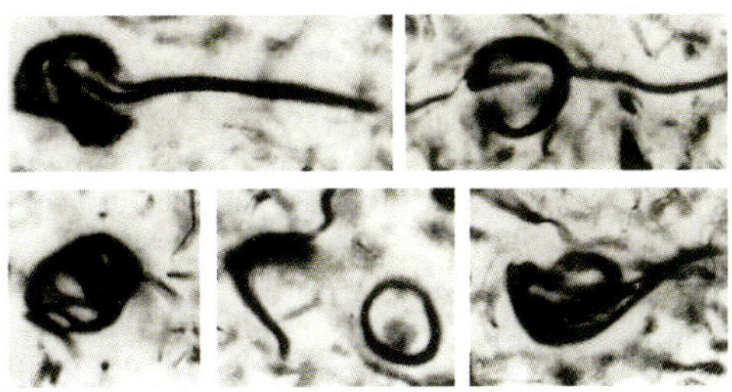

»Plaques« unter dem Mikroskop.

im Zusammenhang mit der Auslösung von Alzheimer im mittleren und hohen Alter steht. Dieser Erbanteil betrifft auch den an der gefäßbedingten Demenz beteiligten Eiweißstoff Apolipoprotein E. Dieser besagte Erbanteil liegt vor in Form der »Allele« E2, E3 und E4. Ca. 10 % der Bevölkerung tragen zumindest ein E4-Allel. Ein Allel E4 erhöht das Krankheitsrisiko um das 6fache und in besonders gelagerten Fällen von Homozygotie um das 13fache.

Was bedeutet …?

Chromosomen

Sie bestehen aus Eiweiß und sind die Träger des Erbgutes. In allen Zellen des Körpers vorhanden, steuern sie erblich (= genetisch) festgelegte Stoffwechselvorgänge. Die Chromosomenzahl beträgt 46.

Gen

Erbeinheit, Erbfaktor, Erbanlage. Gene sind in den Chromosomen hintereinander aufgereiht.

Mutation

Jede Änderung des Aufbaus und der Wirkung eines einzigen oder mehrerer Erbfaktoren, die nicht auf Mischung von Chromosomen beruht. Mutationen können auch durch zelleigene Mechanismen »repariert« werden.

Allel

Die durch eine Mutation abweichende Zustandsform eines Gens.

Homozygotie

Ein Zustand mit gleichartigen Allelen eines Gens.

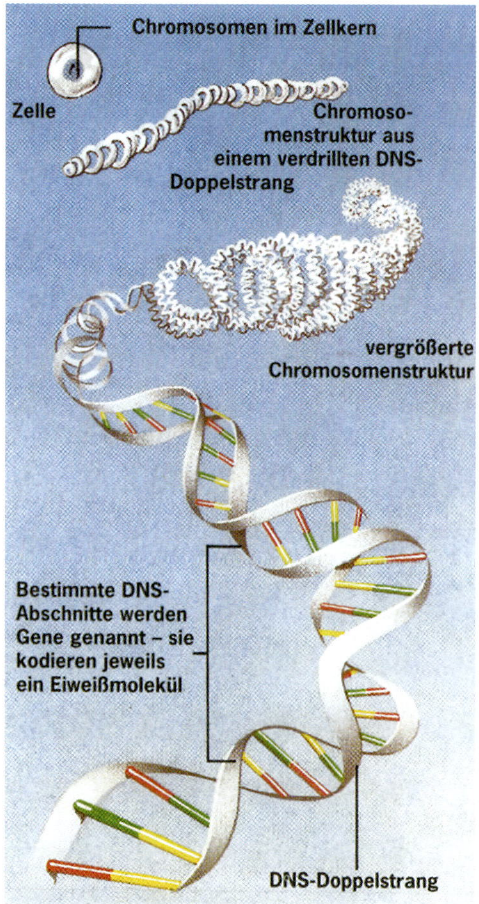

Aufbau der Erbinformation.

Diese Menschen haben einen um 10 Jahre früheren Krankheitsbeginn als Patienten ohne Allel E4.

Jedoch betonen alle Forscher immer wieder, dass das Vorhandensein eines Apolipoprotein E4-Allels weder notwendig noch ausreichend für die Entwicklung der Alzheimer-Krankheit ist; dass also ein oder zwei Allele weder die Diagnose absichern, noch das Nicht-Vorhandensein von derartigen Allelen die Diagnose Alzheimer ausschließt.

Nicht vergessen darf man jedoch, dass es auch über 85-jährige geistig gesunde Menschen mit dem »Alzheimer-Erbtyp« gibt.

Außerdem führt der Erbfaktor nicht zu besonders schnellen Verläufen der Demenz.

Alzheimer zwischen dem 30. und 50. Lebensjahr ist selten und macht ca. 5 % der Erkrankungen aus.
Die überwiegende Mehrzahl von etwa 95 % aller Alzheimer-Fälle weist dagegen keine erbliche Ursache auf. Deren Ursache ist zwar unbekannt, es gibt jedoch eine Fülle von Risikofaktoren, unter denen der wichtigste das Alter ist.

Bedeutung der Erblichkeit als Voraussage für Diagnose, Verlauf und Behandlungserfolg

Als gesichert gilt, dass Menschen mit krankmachenden Genen einen früheren Krankheitsbeginn haben.

Der Verlauf der Alzheimer-Krankheit scheint nach Ausbrechen der Erkrankung unabhängig vom Gentyp zu sein. In den Symptomen unterscheiden sich familiäre und sporadische Fälle nicht. Über den Zusammenhang zwischen Behandlungserfolg und speziellen krankheitsbezogenen Genen gibt es bisher nur wenige sichere Ergebnisse.

Es ist in naher Zukunft zu erwarten, dass die zahlreichen Befunde zur Erblichkeit von Alzheimer eine Bedeutung für die Behandlung von Patienten bekommen.

Veränderungen des Erbgutes stellen nur in seltenen Fällen die einzige und ausreichende Ursache für die Entstehung der Alzheimer-Krankheit dar.

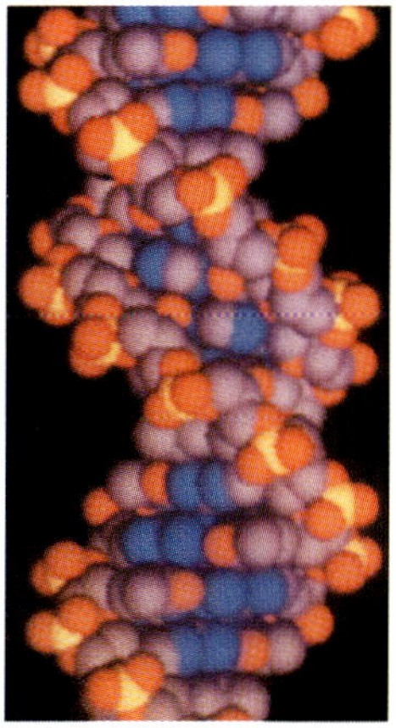

Modell der DNS-Erbinformation.

Diese familiären Formen machen wahrscheinlich nur zwischen 1 % und 5 % aller Krankheitsfälle aus. Man erkennt sie daran, dass Familienmitglieder in mehreren Generationen betroffen sind und dass die ersten Symptome vor dem 60. Lebensjahr einsetzen.

Wenn in Ihrer Familie nur ein vereinzelter Fall von Alzheimer-Krankheit aufgetreten ist und wenn der Krankheitsbeginn im höheren Alter lag, brauchen Sie und Ihre Kinder kein erhöhtes Krankheitsrisiko zu fürchten.

Im Unterschied zu den krankheitsverursachenden Erbfaktoren sind in den letzten Jahren auch genetische Einflüsse entdeckt worden, die lediglich eine krankheitsbegünstigende Wirkung haben.
Der Wichtigste davon ist die ganz normale Variante eines Erbfaktors, der an der Regulierung der Blutfette beteiligt ist, zunächst also mit der Alzheimer-Krankheit gar nichts zu tun hat.
Es zeigte sich aber, dass dieses Gen die Ablagerung von krankhaften Substanzen innerhalb und in der Umgebung von Nervenzellen begünstigt und auf diesem Weg zur Entstehung der Krankheitssymptome beiträgt.

Alzheimer-Risikofaktoren

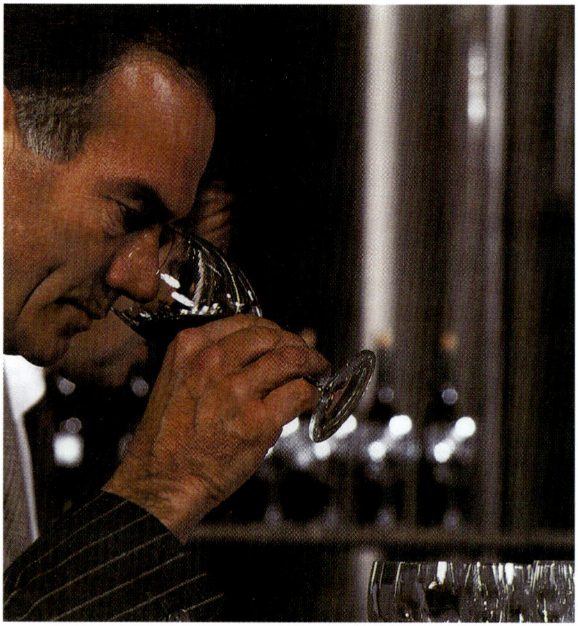

Gesichert
- Alter
- Familiengeschichte
- Trisomie 21 (Mongolismus)

Wahrscheinlich
- Parkinson'sche Krankheit, Schädel-Hirn-Verletzungen, Depressionen
- Schilddrüsenunterfunktion
- körperliche Inaktivität, niedriger Intelligenzquotient, niedrige Bildung
- Trisomie 21 in der Familiengeschichte

Unwahrscheinlich
- Rotwein, Stress, Jogging
- Pestizide, Herbizide
- Nichtkaffeetrinker, Nichtraucher
- Bluthochdruck

Möglicher Schutz (in Diskussion)
- Einnahme von antientzündlich und antirheumatisch wirkenden Medikamenten

Das fortgeschrittene Alter scheint der wichtigste Risikofaktor für das Auftreten der »sporadischen« Krankheitsform zu sein.

Weitere gesicherte Risikofaktoren sind das Alter, Vorkommen von Alzheimer in der Familie und Mongolismus (Down Syndrom, Trisomie 21). Schützend gegen die Krankheit könnte ein hoher Bildungsgrad mit anhaltender geistiger Aktivität und die Einnahme von Östrogenen, Vitamin E und antirheumatisch wirkenden Medikamenten sein.

Alter

Neben den erblichen Umständen ist das Alter der bedeutsamste Risikofaktor. Zwischen dem 60. und 95. Lebensjahr steigt das Vorkommen von Alzheimer um das Hundertfache an. Geschlechtsunterschiede gibt es nicht, Frauen erkranken gleich häufig wie Männer.

Schulbildung

Mehrheitlich deuten Studien auf ein höheres Erkrankungsrisiko bei geringer Schulbildung und in den unteren sozialen Schichten hin. Menschen mit besserer Bildung und lebenslanger Übung könnten z. B. über eine höhere geistige Reserve verfügen, welche die Ausprägung der Krankheitssymptome verzögert.

Eine andere Erklärung wäre, dass der Zusammenhang dadurch hergestellt wird, dass Intelligenz und Schulbildung eine Basis für günstigere Lebensbedingungen oder für eine verminderte Aussetzung gegenüber Risikofaktoren in den frühen Lebensjahren oder im Beruf sind, die ihrerseits das Erkrankungsrisiko beeinflussen.

Alkohol

In verschiedenen Studien war Alkoholismus mit einem mehr als vierfach erhöhten Risiko verbunden. Mäßiger Alkoholkonsum dagegen zeigte keinen Zusammenhang mit Alzheimer. Eine Studie im »Rotwein-Gebiet« von Bordeaux deutete unter Älteren mit geringem bis mäßigem Weinkonsum im Vergleich mit abstinent lebenden Älteren sogar auf ein vermindertes Risiko hin, an Alzheimer zu erkranken.

Rauchen

Grundsätzlich findet man unter Rauchern einen beschleunigten Rückgang der Gedächtnisleistung, besonders unter jenen Rauchern, die zugleich an Herz-Kreislauf-Krankheiten und Zuckerkrankheit leiden.

Es gibt einen Hinweis auf eine Änderung des Zusammenhangs zwischen Rauchen und Alzheimer durch erbliche Umstände. Rauchen vermindert die Häufigkeit des Auftretens von Alzheimer dann, wenn eine erbliche Grundlage vorhanden ist. Bei Menschen ohne diesen erblichen Risikofaktor steigert Rauchen das Risiko, an Alzheimer zu erkranken.

Ernährung

Studien belegen einen Zusammenhang zwischen der Gesamtfettzufuhr und der Entstehung von Alzheimer, während Fischkonsum als Hauptquelle der Aufnahme von mehrfach ungesättigten Fettsäuren eine schützende Wirkung aufweist. Vor dem Hintergrund der zunehmend deutlicher werdenden Verbindung zwischen Gefäßrisikofaktoren und Demenz sowie der nachgewiesenen Beteiligung von Cholesterin an der Bildung von Amyloid (siehe oben) könnten diese Ergebnisse eine hohe Bedeutung für die Verminderung des Erkrankungsrisikos haben.

Studien, die dem Zusammenhang zwischen Antioxidantien (»Radikalfänger«) nachgegangen sind, haben bisher keinen klaren Hinweis auf deren Schutzwirkung erbracht.

Beruf

Berichtet wurden höhere Risiken für Landarbeiter, Hausangestellte und Industriearbeiter. Es gibt vereinzelte Hinweise auf höhere Risiken unter Menschen, die am Arbeitsplatz Pestiziden, Herbiziden, Lösungsmitteln, Dünger, Leim und starken elektromagnetischen Feldern ausgesetzt waren. Diese Hinweise müssen noch durch Studien bestätigt werden.

Aluminium

Auf Grund seiner Nervengiftigkeit und der erhöhten Konzentration in den senilen Plaques wird dem Leichtmetall eine Beteiligung an der Entstehung von Alzheimer zugeschrieben. Sichere Ergebnisse darüber, ob Aluminium zu einer erhöhten Krankheitsanfälligkeit führt, stehen noch aus.

Schädelhirnverletzungen

Es gibt eine Beziehung zwischen dem Auftreten von Alzheimer und Schädelhirnverletzungen bei Männern, jedoch nicht bei Frauen.

Depression

Es ist strittig, ob depressive Störungen zu den frühen Symptomen von Alzheimer gehören oder ob sie einen Risikofaktor für Alzheimer darstellen. Mehrheitlich sprechen Studien eher für depressive Störungen als Folge der Demenz.

Gefäßverkalkung

Ergebnisse mehrerer Studien lassen vermuten, dass Gefäßveränderungen das Risiko für Alzheimer erhöhen. Zusammenhänge sind beschrieben zwischen Alzheimer und

- Bluthochdruck,
- Gefäßverkalkung,
- Abbau der »weißen« Gehirnsubstanz,
- Zuckerkrankheit,
- Herz-Kreislauf-Störungen und
- Cholesterin.

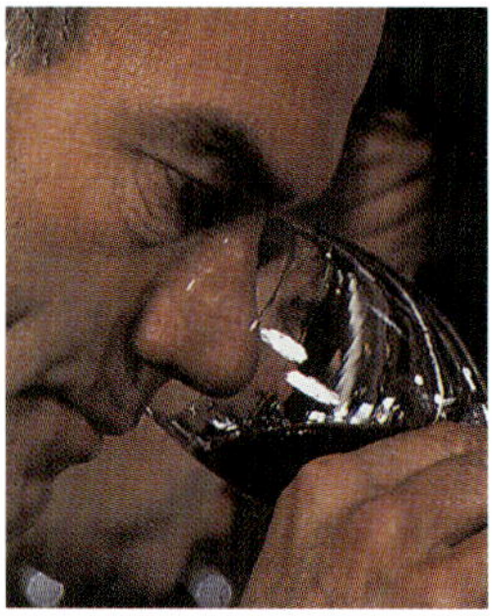

Alkoholismus steht im Verdacht, Alzheimer zu begünstigen.

Rheuma

Es gibt Beobachtungen, wonach das Vorkommen von Alzheimer unter Rheumatikern vermindert ist. Gefunden wurde ein Zusammenhang zwischen der Einnahme von antirheumatisch wirksamen Mitteln und dem (verringerten) Auftreten von Alzheimer. Die bisherigen Ergebnisse sind aber noch nicht schlüssig.

Bluthochdruck

Bluthochdruck ist ein bedeutsamer Risikofaktor für eine Verschlechterung der Gehirnleistung. Unklar ist, ob der Zusammenhang auf einen direkten Effekt zurückgeht oder ob durch einen zugrunde liegenden Erkrankungsprozess vermittelt wird und ob folglich die Behandlung des Bluthochdruckes das Risiko einer Einbuße der Gedächtnisleistung und von Demenzen verringern kann oder nicht.

Östrogenbehandlung

Fraglich ist, ob eine Behandlung mit Östrogen nach dem Wechsel zu einer Risikoverminderung führt. Der diesbezügliche mögliche Wert einer Östrogenbehandlung muss im Licht der derzeitigen Erkenntnisse noch zurückhaltend beurteilt wird.

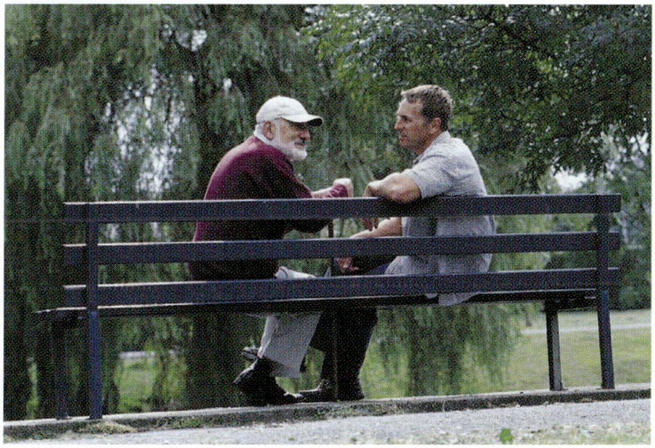

Symptome

Die Alzheimer-Krankheit beginnt meist **schleichend** mit Gedächtnisstörungen, gelegentlich auch mit Problemen in der räumlichen Orientierung. Diese sind selbst auf Störungen des räumlichen Gedächtnisses zurückzuführen.

Die Patienten vergessen nicht nur Namen, sondern auch wichtige Ereignisse, Termine und ganze Situationen wie kürzlich stattgefundene Familienfeiern oder neue weltpolitische Ereignisse oder finden aus relativ unbekannter Umgebung nicht mehr wie früher nach Hause zurück. In Bereichen, die den Patienten sehr interessieren, können durchaus Inseln des Gedächtnisses überraschend lange erhalten bleiben. Es besteht oft auch eine erstaunlich gute Erinnerungsfähigkeit an weit zurückliegende Ereignisse.

Die **zeitliche** und **örtliche** Orientierungslosigkeit ist der direkte Ausdruck der Gedächtnisstörung und schon früh im Verlauf der Alzheimer-Krankheit nachzuweisen.

Die schleichend zunehmende Vergesslichkeit wird in den meisten Fällen auf das Alter zurückgeführt. Erst wenn auffällige Symptome wie Orientierungslosigkeit, Wortfindungsstörung oder Probleme mit der Alltagsbewältigung auftreten, wird ein Arzt aufgesucht.

Der Beginn der Erkrankung kann durch Symptome einer Depression verdeckt sein. Die Depression kann sich in Interesselosigkeit, Antriebsstörungen und Leistungseinbußen äußern.

Erste Symptome sind oft völlig untypisch: Die Patienten klagen über Kopfschmerzen, Schwindel, Leistungsschwäche und sie sind leicht depressiv verstimmt. In diesem Stadium wird die Krankheit häufig noch als »Klimakterium virile« (»Wechsel des Mannes«) oder lebenskritische Depression verkannt.

Die Patienten reagieren ganz unterschiedlich auf die Erkrankung, ein Teil bemerkt selbst die vorliegenden Störungen überhaupt nicht, ein Teil erkennt die eigenen Defizite und reagiert depressiv bis hin zur Suizidneigung. Ein weiterer Teil der Patienten erkennt zwar die Mängel der Gedächtnisleistung, überspielt diese aber und erscheint eher unangemessen fröhlich.

Im Auftreten, in der Kleidung, im sozialen Kontakt wirken die Patienten anfänglich noch gepflegt.

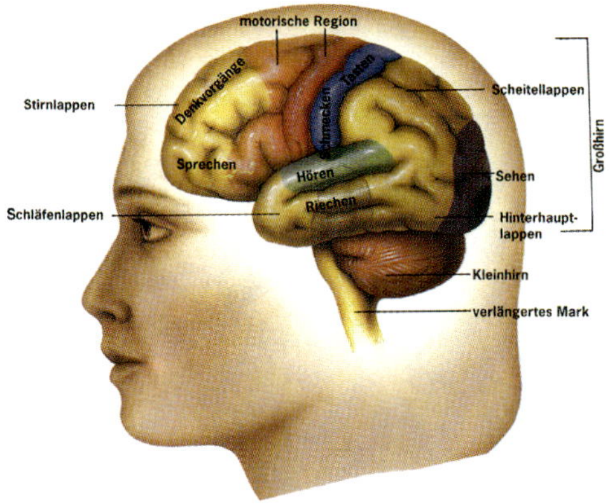

Das Modell zeigt, wo verschiedene Funktionen im Gehirn »beheimatet« sind.

Die äußere Fassade bleibt meist lange erhalten und die charakteristischen Persönlichkeitszüge treten deutlich hervor. Auch die gefühlsmäßigen Reaktionen sind nicht grob gestört.

Alle Gedächtnisstörungen entwickeln sich schleichend mit unklarem Beginn und schreiten stetig fort. Stärkere Schwankungen der Leistungsfähigkeit, zum Beispiel innerhalb eines Tages, sind selten. Treten dennoch stärkere Schwankungen auf, dann sind sie eher häufiger bei rascheren Krankheitsverläufen und besonders häufig bei der Lewy-Körperchen-Form der Demenz. Bei diesen Patienten können auch schon früh im Verlauf Trugbilder und Wahnideen auftreten.

Zu Beginn der Erkrankung sind viele Alzheimer-Patienten depressiv. Bei Alzheimer hellt sich die Depression mit zunehmender Demenz häufig auf. Dies ist allerdings auch als eine Folge des Verlusts des Urteilsvermögens aufzufassen. Patienten mit Alzheimer wirken oft ängstlich und können wegen ihrer Unsicherheit die Angehörigen sehr belasten.

Schon im Vorfeld einer Alzheimer-Krankheit kommt es zu akuten Verwirrtheitszuständen, zu Medikamenten-beeinflussten Störungen der Aufmerksamkeit und zu vorübergehenden Wahnideen und anderen Zuständen, die durch eine Infektion, Narkose oder bestimmte Medikamente ausgelöst werden können. Solche Medikamente sind besonders gewisse Psychopharmaka: Mittel gegen Parkinson, Beruhigungsmittel vom Typ der Benzodiazepine (»Valium«) und so genannte »Anticholinergika«. Auch ein Unfall oder eine Verletzung können auslösend wirken.

Viele Alzheimer-Patienten haben im späteren Verlauf Trugbilder und Wahnideen, was dann die Pflege dieser Patienten erheblich erschwert.

Der Verlauf der Alzheimer-Krankheit lässt sich in drei Stadien einteilen:

1. Stadium

Es bestehen leichtgradige, oft kaum bemerkte Symptome. Sie führen im täglichen Leben zu einer Beeinträchtigung komplexer Tätigkeiten und können folgende Bereiche betreffen:

Die ersten Anzeichen äußern sich in einer allgemeinen Verwirrtheit der Patienten mit zunehmenden Schwierigkeiten, sich Namen oder Orte zu merken. Die zeitliche Orientierung verblasst, das heißt, der Patient weiß Datum und Uhrzeit nicht mehr. Schwierig wird das Zurechtfinden in unvertrauter Umgebung. Erschwert ist das Speichern von neuer Information. Das Nachlassen des Kurzzeitgedächtnisses wirkt sich so aus, dass der Patient Sätze wiederholt oder Tätigkeiten, die er gerade zuvor getan hat.

In der Sprache leiden vor allem die Wortfindung und Präzision des Ausdrucks. Das Denkvermögen ist vermindert, besonders im Schlussfolgern und Urteilen.

Auffällig sind außerdem Antriebsschwäche, Untätigkeit, Ängstlichkeit und Entscheidungslosigkeit. Diese frühe Phase dauert im Allgemeinen etwa 2 – 4 Jahre.

Viele Patienten reagieren auf diese ersten krankheitsbedingten Veränderungen mit Beschämung, Angst, Wut oder Niedergeschlagenheit.

2. Stadium

Nun sind die Symptome so stark ausgeprägt, dass die selbständige Lebensführung nur noch mit erheblichen Einschränkungen und mit Unterstützung durch andere Menschen möglich ist.

Die Patienten vergessen die Namen von vertrauten Personen. Der Schwund der Alltagsfunktionen zeigt sich in Schwierigkeiten beim Ankleiden, im Bad, bei der Einnahme der Mahlzeiten oder bei der Benutzung der Toilette. Die gestörte örtliche Orientierung äußert sich beispielsweise darin, in der Wohnung das Zimmer zu finden und die Patienten verirren sich im eigenen Haus. Der Verlust der Wahrnehmung kann zu Sinnestäuschungen oder illusionären Verkennungen führen, die Patienten sehen etwa nicht vorhandene Personen. Im Antrieb besteht oft eine ausgeprägte Unruhe, die Patienten wandern ziellos umher und drängen aus der Wohnung.

Seltener ist eine weitgehende Untätigkeit. Im verlorenen Zeitgefühl kann der Patient Vergangenheit und Gegenwart nicht mehr unterscheiden.

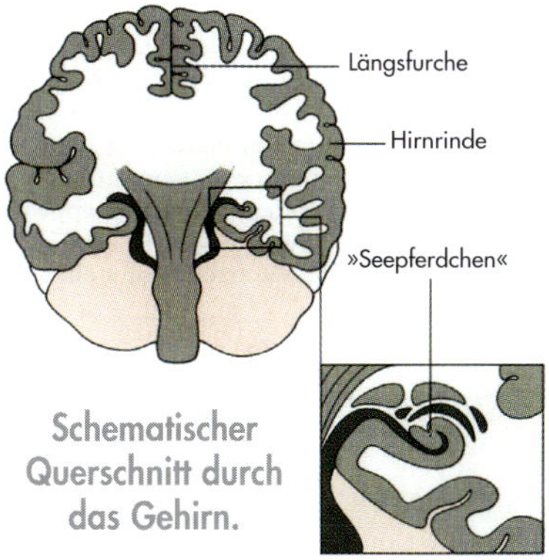

Schematischer Querschnitt durch das Gehirn.

Im Hippocampus, dem »Seepferdchen«, wird zwischen wichtiger und unwichtiger Information entschieden.

Im weiteren Verlauf treten typischerweise zunehmender Gedächtnisschwund und Unruhe auf, begleitet vom Problem verständlich zu sprechen und logisch zu denken. Es kommt zu stereotyper Wiederholung von Redensarten oder Worten. Die Patienten wiederholen automatenhaft Wörter und Sätze, die sie gehört haben. Auch das sinnlose Wiederholen einzelner Silben ist möglich.

Nach längerer Krankheitsdauer geht den Kranken das Sprachverständnis ganz verloren. Im Weiteren kann auch sinnloses, rhythmisches Gemurmel als letzter Rest des Sprachvermögens schließlich völlig versanden. Manchmal führen die Patienten nur noch stumme, rhythmische Bewegungen der Sprechmuskulatur aus.

3. Stadium

Das Endstadium der Krankheit wird nach 4 – 14 Jahren erreicht. Das Gedächtnis ist nicht mehr in der Lage, neue Informationen zu speichern. In diesem dritten klinischen Stadium der Krankheit ist die selbständige Lebensfähigkeit aufgehoben. Die Patienten sind vollständig von ihren Familienangehörigen oder von anderen Bezugspersonen abhängig.

Patienten mit derart fortgeschrittener Krankheit sind unfähig, sich selbst oder andere Personen zu erkennen.

Sie leiden häufig an extremen Stimmungsschwankungen, an Sprachstörungen und Inkontinenz (= Unfähigkeit die Blase und/oder den Stuhlgang zu kontrollieren).

Die Sprache beschränkt sich auf wenige Wörter. Stets gleichförmige, automatenhafte Wiederholungen zeigen sich auch in Körperbewegungen: Die Kranken führen stereotyp Wischbewegungen aus, es kommt zu Nesteln, Zupfen, Reiben, Pendelbewegungen des Kopfes und Kletterbewegungen.

Zu den hochgradigen Störungen der geistigen Leistungen kommen jetzt körperliche Symptome hinzu: Probleme beim Essen, auch mit Hilfe. Vorn übergeneigter, schleppender und kleinschrittiger Gang. Gefahr von Stürzen. Verlust der Kontrolle über Blase und Darm. Verändertes sexuelles Verhalten, zerebrale (vom Gehirn ausgehende) Krampfanfälle. Schluckstörungen. In dieser späten Phase der ständigen Pflegebedürftigkeit ist in der Regel innerhalb von ein bis drei Jahren mit einem ungünstigen Ausgang zu rechnen. Es kommt zu einem Verfall der körperlichen Kräfte.

Die Patienten werden bettlägerig, die Gefahr von Infektionen nimmt zu. Die häufigste Ursache für das traurige Ende ist eine Lungenentzündung.

Im Allgemeinen setzen die Symptome der Alzheimer-Krankheit schleichend ein und schreiten allmählich fort.

Die Geschwindigkeit dieses Fortschreitens ist von Fall zu Fall sehr unterschiedlich. Man kann sie nur sehr schwer vorhersagen.

Als Faustregel kann gelten, dass Krankheitsfälle, die bisher langsam verlaufen sind, auch langsam fortschreiten.

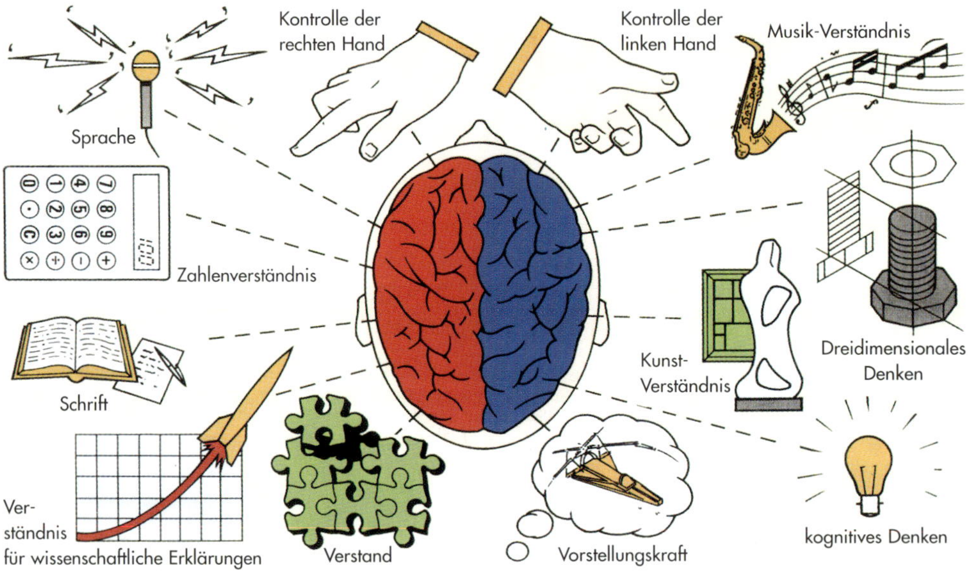

Linke und rechte Gehirnhälfte sind für verschiedene Funktionen und Fertigkeiten verantwortlich.

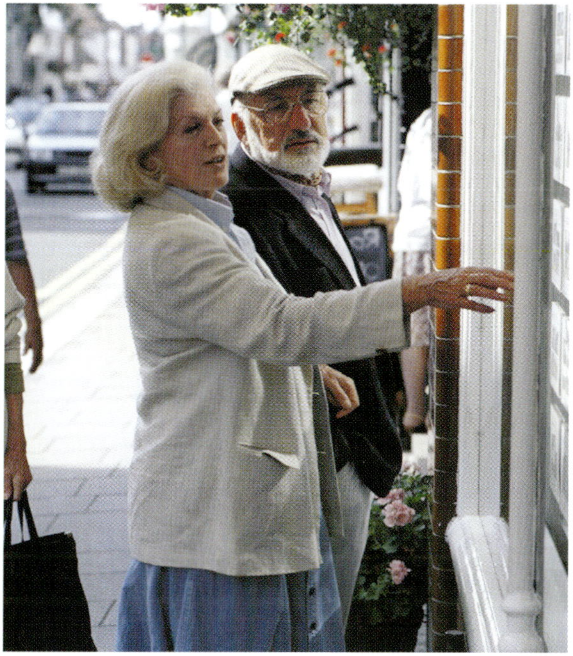

Besonderheiten des Verlaufes

Der Verlauf der Alzheimer-Krankheit entspricht mit dem Fortschreiten der Erkrankung ungefähr dem umgekehrten Muster der menschlichen Entwicklung.

Dies bedeutet, dass höhere Funktionen, die im Laufe der Entwicklung zuletzt erworben wurden, im Verlauf einer Alzheimer-Krankheit als erstes verloren gehen. Als erstes gehen verloren die Fähigkeit zur Ausübung des Berufes oder die Fähigkeit, in schwierigen mitmenschlichen, gesellschaftlichen oder politischen Situationen zurechtzukommen. Dieser Prozess wird als »Zurückentwicklung« oder »Retrogenese« bezeichnet.

Der Verlust bestimmter Funktionen, wie sie im Verlauf der Alzheimer-Krankheit auftreten, entspricht in etwa einem bestimmten Stadium der menschlichen Entwicklung. Wie kann man diese Aussage veranschaulichen?

Ungefähr so: Die leichte Ausprägung einer Alzheimer-Krankheit gleicht etwa dem Entwicklungsgrad eines 8- bis 12-jährigen Kindes: Der Patient ist noch in der Lage, seine wesentlichen Bedürfnisse zu regeln, braucht jedoch Hilfe bei komplizierten Vorgängen wie der Handhabung seiner Finanzen.

Patienten im mittleren Stadium dagegen brauchen in einem Ausmaß Hilfe, wie sie Kinder im Alter zwischen 3 und 5 Jahren benötigen.

Die Abschätzung der Hilfsbedürftigkeit nach dem Entwicklungsalter kann den Betreuenden somit wichtige Hinweise auf den Umfang der benötigten Unterstützung geben.

Das Nachlassen der Hirnleistung geht einher mit einem Nachlassen in verschiedensten Alltagsbereichen. Im frühen Stadium der Erkrankung sind zunächst nur Funktionen wie Planung und Durchführung von Aktivitäten außer Haus betroffen ebenso wie finanzielle Angelegenheiten, Telefonieren und anspruchsvolle Hobbys. Dinge eben, die anhaltende Aufmerksamkeit, ein intaktes Gedächtnis und wirksame Möglichkeiten der Problemlösung erfordern.

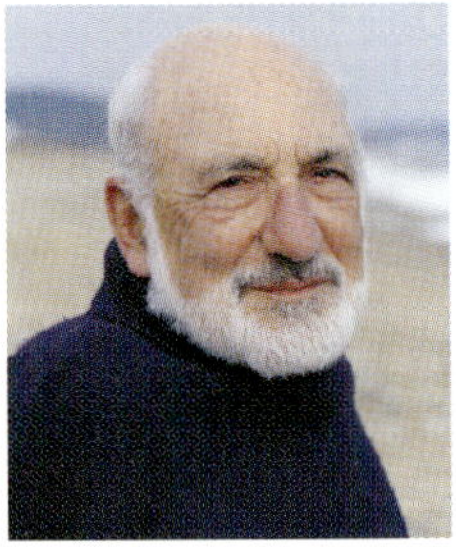

Im weiteren Verlauf nehmen die Alltagsfertigkeiten sukzessive »von oben nach unten« ab. Im späten Verlauf sind die Patienten nicht mehr in der Lage allein zu essen oder sich zu pflegen. Daher ist es wichtig, im Langzeitverlauf wiederholt den Verlust an Alltagsfertigkeiten zu überprüfen: Einerseits um die Wirksamkeit einer bestimmten Behandlungsform besser beurteilen zu können und andererseits die Umgebung des Patienten – soweit möglich – an seine Bedürfnisse anzupassen.

Regelmäßige Folgeuntersuchungen geben Aufschluss über die Hirnleistung, außerdem werden Begleitsymptome wie Depressionen, Wahngedanken, Aggressivität und Suizidtendenz dann rechtzeitig erkannt.

Man muss bedenken, dass Alzheimer-Patienten im Zusammenhang mit anderen Erkrankungen, Operationen und Medikamenten leicht Verwirrtheitszustände mit körperlicher Unruhe und Trugbildern entwickeln. Aus diesem Grunde werden Medikamente mit einer so genannten »anticholinergen« Wirkung (das ist die gegenteilige Wirkung der wirksamen Medikamente) gegen Alzheimer nur mit besonderer Vorsicht verabreicht. Zu solchen anticholinergen Mitteln zählen etwa die (älteren) Medikamente gegen Depressionen, die »trizyklischen« Antidepressiva.

Die Suizidneigung – im höheren Lebensalter im Vergleich zu anderen Altersstufen und besonders bei Männern ohnehin häufig – ist ein oft unterschätztes Problem bei Alzheimer. Suizidneigung beobachtet man vor allem in leichteren Krankheitsstadien und geht in der Regel mit Depressionen einher, kann aber auch ohne sie vorhanden sein.

Reizbarkeit und Aggressivität treten dagegen meist nach einem längeren Krankheitsverlauf auf und können besonders durch zunehmende Unbeweglichkeit, Schlaflosigkeit, Schwerhörigkeit und Verständigungsprobleme gefördert werden. Vielfach leiden die Patienten auch an Wahnvorstellungen und Trugbildern.

Typische Komplikationen sind auch Stürze mit Oberschenkelbrüchen und anderen Verletzungen. Besondere Probleme machen Patienten, die dazu neigen, umherzuwandern oder wegzulaufen. Nur durch Veränderungen des nahen Umfeldes kann mehr Sicherheit erreicht werden.

Man muss außerdem dafür sorgen, dass Alzheimer-Patienten mit mittelschwerer und schwerer Krankheitsausprägung kein Fahrzeug mehr lenken. In leichten Formen kann diese Entscheidung durchaus schwierig sein. In diesem Fall stehen dem verständlichen Wunsch nach restlich verbliebener Mobilität und Unabhängigkeit Sicherheitsfragen entgegen, was im Einzelfall mit dem Patienten und dessen Familie zu besprechen ist. Dennoch ist durch Untersuchungen gesichert, dass auch Patienten mit nur geringen Einbußen bereits eine Gefährdung des Straßenverkehrs darstellen können.

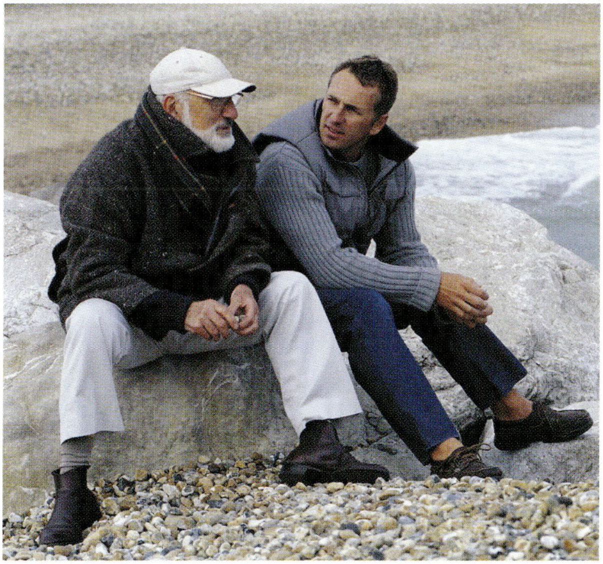

Diagnose

Im letzten Jahrzehnt des vergangenen Jahrtausends vollzogen sich dramatische Änderungen der Ansichten über Alzheimer.

Die früher etablierte Meinung des nicht rückgängig zu machenden Fortschreitens der Krankheit, der so genannten »Ausschlussdiagnose und der Unbehandelbarkeit«, gilt nicht mehr. Durch die Kenntnisse der Biologie, des Gehirnstoffwechsels und durch bildliche Diagnoseverfahren (CT, MR und PET) kann man heute die Krankheit in einem Frühstadium erkennen.

Zur Diagnose der Alzheimer-Krankheit verwendet man psychologische Testverfahren, das Labor und apparative Untersuchungen.

Die Diagnose der Alzheimer-Krankheit ist nicht mehr länger eine vorwiegende **Ausschlussdiagnose.** Im neuen Jahrtausend handelt es sich vielmehr um eine **»Einschlussdiagnose«.**

Gestellt werden kann die Diagnose nicht mehr nur durch Ausschluss aller anderen, eventuell in Frage kommenden Krankheiten, sondern mosaikartig – so wie in der inneren Medizin – anhand bestimmter krankhafter Merkmale. Bei Einhaltung des diagnostischen »Pfades« kann die richtige Diagnose mit sehr großer Sicherheit gestellt werden.

Neue Behandlungsmöglichkeiten, die besonders bei leichten bis mittleren Schweregraden der Erkrankung wirksam sind, unterstreichen die Notwendigkeit der **Frühdiagnose.**

Eine Frühdiagnose von Alzheimer ist aus verschiedenen Gründen besonders wichtig. Weltweit sind sich Alzheimerforscher einig darüber, dass nur durch eine frühe und richtige Diagnose das Gesamtproblem besser in den Griff zu bekommen ist, da dann die Behandlung noch vor einem massiven Untergang von Nervenzellen zum Einsatz kommt.

Diagnosespiegel – wie man Alzheimer von teils ähnlichen Krankheiten leicht unterscheiden kann

Behandelbare Gedächtnisstörung	Untersuchungen
Depressive Pseudodemenz	Krankheitsgeschichte, Nervenarzt
Medikamentös bedingte Gedächtnisstörung	Krankheitsgeschichte, Absetzversuch
Frühe gefäßbedingte Gedächtnisstörung	Krankheitsgeschichte, Nervenarzt, CT oder MR
Unterfunktion der Schilddrüse oder Überfunktion mit Teilnahmslosigkeit	Schilddrüsenhormone
Überfunktion der Nebenschilddrüse	Kalzium, Phosphat, Parathormon
Fortgeschrittene Syphilis	Labor
AIDS-Gedächtnisstörung	Labor
Wasserkopf	Krankheitsgeschichte, Nervenarzt, CT oder MR
Hirntumor	Nervenarzt, CT oder MR
Hirnhautbluterguss	Nervenarzt, CT oder MR
Vitamin-B_{12}-Mangel	Krankheitsgeschichte, Nervenarzt, Behandlungsversuch

Das größte Problem ist jedoch das nach wie vor vorhandene Verleugnen und Bagatellisieren von Symptomen durch Familienmitglieder und Ärzte. Aber auch für den betroffenen Patienten ist die Erkenntnis »dumm«, also dement zu werden so bedrohlich, dass er ebenso zur psychologischen Abwehr wie »Erklären«, Bagatellisieren und Leugnen Zuflucht nimmt.

Eine Frühdiagnose ist auch für eine optimale Behandlung, der im ärztlichen Alltag oft anzutreffenden umkehrbaren »Prädemenzen«, (siehe S. 54, wie akute Verwirrtheitszustände, depressive Pseudodemenzen und Gedächtnisverschlechterung durch bestimmte Medikamente) wesentlich. Auch die Folgen einer Unterfunktion der Schilddrüse und Blutergüsse im Gehirn gehören zu dieser Gruppe rückgängig zu machender Demenzen und schließlich können Patienten mit gefäßbedingter Demenz und alkoholisch bedingter Demenz ihre Risikofaktoren positiv beeinflussen.

Eine Frühdiagnose ist nicht nur wichtig, um rechtzeitig ein maßgeschneidertes Behandlungskonzept zu liefern, sie eröffnet auch die Möglichkeiten rechtzeitig nach zusätzlichen Krankheiten »im Alter« zu suchen. Zu denken ist an Seh- und Hörprobleme, Magen-Darm-Störungen, Wirbelsäulen- und Gelenkprobleme. Bei fortgeschrittenen Alzheimer-Patienten nämlich bleiben derartige, den Verlauf häufig entscheidende Zusatzleiden oft unerkannt.

Durch eine Frühdiagnose können Angehörige soziale und rechtliche Fragen klären, sich besser auf die Krankheit mit ihrer vielschichtigen Ausprägung vorbereiten, sich in Angehörigengruppen und Trainingskursen über den Umgang mit der Krankheit informieren. Letzten

Warnsignale der Alzheimer-Krankheit

- Probleme beim Lernen und Merken neuer Informationen. Der Patient wiederholt sich häufiger und erinnert sich nicht an kürzliche Gespräche, Ereignisse und Verabredungen. Verlegt Dinge.
- Probleme bei »komplexen« Aufgaben wie Essen zubereiten, Telefonieren oder im Beruf.
- Probleme bei der vernünftigen Problemlösung. Etwa: Was tun, wenn Gäste kommen?
- Probleme, finanzielle Angelegenheiten selbst zu regeln.
- Sprachliche Probleme: Findet nicht den richtigen Ausdruck, enger Wortschatz, unsicheres Benennen von Gegenständen.
- Probleme bei der räumlichen Orientierung: Auto richtig parken, sich in vertrauter Umgebung zurechtfinden, Krawatte binden, Make up auflegen.
- Probleme bei der Handhabung von Dingen: Küchengeräte, Werkzeuge, Ankleiden.
- Probleme im Verhalten und Antrieb: Passiv, reizbar, aggressiv, verdächtigt andere, unangemessene Reaktionen im sozialen Umgang, taktlos, rücksichtslos.

Endes bietet eine Frühdiagnose auch die Chance, mit dem Patienten zu klären, ob er an neuesten Behandlungsstudien teilnehmen möchte.

Immer notwendig sind die genaue Erhebung der bisherigen Lebens- und Krankheitsgeschichte, eine Erhebung des nervlichen und psychologischen (»seelischen«) Zustandes des Patienten und eine ausführliche Abklärung durch den Internisten, der den Patienten auf »Herz und Niere« prüft.

Die körperliche Untersuchung mit Prüfung der Nervenreflexe durch den Nervenarzt erbringt in typischer Weise keine Auffälligkeiten. Parkinsonsymptome findet man nur bei der Parkinson'schen Krankheit und der Lewy-Körperchen-Demenz.

Die Erhebung der Kranken- und Lebensgeschichte sollte immer getrennt vom Patienten mit einem verlässlichen Angehörigen oder sonst zuverlässigen Informanten gemacht werden. Alle Menschen haben ein natürliches

Wichtige Fragen des Arztes an die Angehörigen:

- Wie haben die Symptome begonnen? Plötzlich oder allmählich?
- Seit wann bestehen die Symptome? Seit Tagen, Wochen oder mehr als 6 Monaten?
- Wie war der Verlauf der Symptome? Gleichbleibend oder fortschreitend? Langsam oder rasch fortschreitend? Verschlechternd oder stark schwankend?
- Haben Sie Persönlichkeitsveränderungen festgestellt?
- Bestehen Verhaltensprobleme wie Wahnvorstellungen, Trugbilder, Angst oder Unruhe?
- Haben Sie bei Ihrem Angehörigen Schlafprobleme, Niedergeschlagenheit oder Gewichtsverlust festgestellt?

Bedürfnis, Störungen mit ihrem eigenen Wahrnehmungshorizont erklären zu wollen. So werden etwa Störungen der Hirnleistung durch Stürze erklärt oder auf durchgemachte Krankheiten bezogen.

Verhinderung der Frühdiagnose durch Angehörige
Typische Alzheimer-Symptome werden fälschlich als »altersgemäß« angesehen.

Hilfreich für die ärztliche Praxis ist ein Fragenkatalog, der im Erstgespräch getrennt mit Patienten und Angehörigen durchgegangen wird.

Je mehr die Schere zwischen **Selbstbild** (Antworten des Patienten) und **Fremdbild** (Antworten des Angehörigen) auseinander klafft, umso eher wird es sich um eine beginnende Alzheimer-Krankheit handeln. Kurz gesagt, heißt das: Je mehr der Patient zum Verleugnen neigt, umso eher wird es sich bei ihm um einen Alzheimer-Patienten handeln.

Immer wichtig sind die **Fragen,**

- ob die Krankheit langsam oder plötzlich begonnen hat,
- ob der Verlauf langsam oder stufenförmig ist.

Ein langsamer Beginn und Verlauf sprechen immer für das Vorliegen einer Alzheimer-Krankheit. Besonders wichtig sind frühere, der Aufmerksamkeit entgangene Symptome.
Schwierigkeiten, die richtigen Wörter zu finden, jemanden beim richtigen Namen zu nennen, Ausdrucksschwierigkeiten und die häufige Verwendung von Flickwörtern klären den Bereich des sprachlichen Abbaus.

Folgendes Testverfahren wird als **diagnostisches »Gedächtnissieb«** mit Patienten und Angehörigen **getrennt** durchgeführt.

Liegen Schwierigkeiten vor bei	**Patient**	**Angehöriger**
◆ Erinnern von Namen oder Tagesereignissen	❑	❑
◆ Treffen oder Einhalten von Verabredungen	❑	❑
◆ Zurechtfinden an weniger bekannten Orten	❑	❑
◆ Sprache und Wortfindung	❑	❑
◆ Finanz- und Behördengeschäfte	❑	❑
◆ Telefonieren	❑	❑
◆ Selbständige, regelmäßige Medikamenteneinnahme	❑	❑
◆ Umgang mit öffentlichen Verkehrsmitteln oder Auto	❑	❑
◆ Haushaltsführung und Einkaufen	❑	❑
Bemerken Sie außerdem		
◆ Eine wesentliche Verminderung der geistigen Leistungen	❑	❑
◆ Aufgabe von Hobbys, Interessensverarmung, sozialen Rückzug	❑	❑
◆ Verändertes Verhalten, reduzierte Stimmung	❑	❑

Alltagsstörungen werden am besten mit Fragen nach der Verwendung von Haushaltsgeräten geklärt: Wie ist der Umgang mit Staubsauger, Waschmaschine oder Fernsehgerät? In die gleiche Richtung gehen Fragen nach Problemen bei früheren Hobbys. Die Gedächtnisleistung »Erkennen« wird geprüft durch Fragen nach dem Erkennen von Alltagsgegenständen wie Telefon, Kühlschrank, Bügeleisen oder Toaster.

Die Gedächtnisleistung **»komplexe Tätigkeiten«** wird getestet durch Fragen nach finanziellen Erledigungen, Behördenwegen und Amtsgeschäften oder auch durch Fragen nach Kochrezepten und der Zubereitung von Speisen.

Wichtige Fragen sind auch jene nach **Alkoholverbrauch** und **Medikamenteneinnahme.** Zu klären ist ein eventueller Zusammenhang zwischen Medikamenteneinnahme und dem Auftreten einer Gedächtnisstörung.

Von den **psychologischen Testverfahren** (siehe S. 39 ff.) sollen mindestens zwei zur Anwendung kommen.

Das Labor beinhaltet eine allgemeine Untersuchung von Blut und Harn, so wie man es von einer ausführlichen Untersuchung beim Internisten gewohnt ist. Zusätzlich erforderlich sind im Labor die Bestimmung von Vitamin B_{12}, Folsäure, Parathormon (Hormon der »Nebenschilddrüse«), Funktion der Schilddrüse und eine Prüfung auf das Vorliegen einer Syphilis- und HIV-Infektion.

Fallweise kann auch die Prüfung auf Schwermetalle sowie Drogen und Beruhigungsmittelmissbrauch (Tranquilizer) diagnostisch nützlich sein.

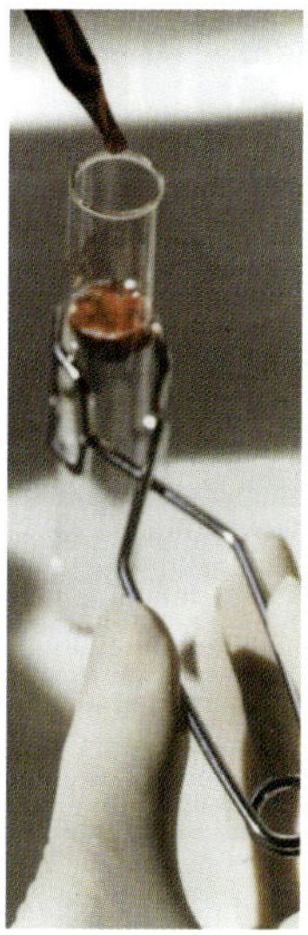

Eine Labor-Untersuchung darf bei der Klärung eines Alzheimer-Verdachtes nicht fehlen.

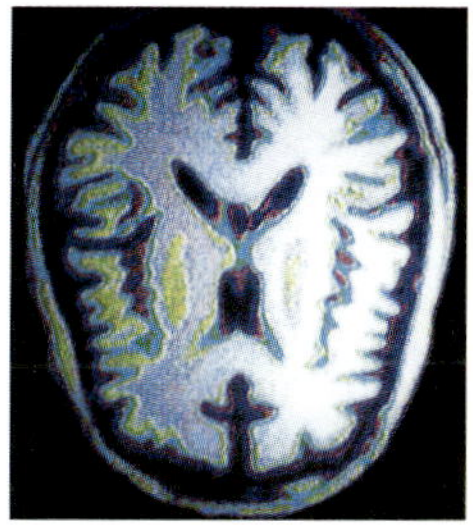

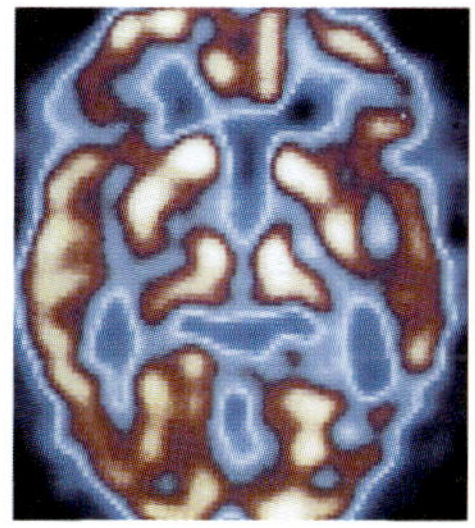

»MR« (li) und »PET«-Scan (re) des Gehirns.

Zum apparativen Grundprogramm gehören EEG (Aufzeichnung der elektrischen Hirnströme), weiters CT mit Kontrastmittel (Computertomographie) oder MRT (»Magnetresonanz«) des Gehirns.

Bei einem in CT oder MR festgestellten Schwund der Hirnmasse (»Atrophie«) wird nicht selten etwas übereilig ein Alzheimer angenommen, wenn in Wirklichkeit eine Depression zugrunde liegt.

Der Nachweis einer Hirnschrumpfung (Atrophie) oder krankhafter Gefäßveränderungen im CT oder MR sagt nichts über die Gedächtnisleistung aus. Eine Alzheimer-Krankheit kann also nicht allein auf Grund einer Hirnschrumpfung diagnostiziert werden.

Einerseits sieht man im EEG zwar keine typischen Alzheimer-Zeichen, angezeigt ist das EEG aber dennoch zur Diagnose der Creutzfeld-Jakob-Krankheit und des alkoholisch bedingten Hirnabbauleidens.

Andererseits werden völlig unauffällige EEG-Muster bei mild dementen Patienten häufig, bei mäßig dementen Patienten fast nicht mehr gesehen. Wie beim CT gibt es beim EEG eine breite Überlappung zwischen den EEG-Befunden geistig normaler und intellektuell abgebauter alter Menschen.

Im Zweifel werden auch »SPECT« oder »PET« herangezogen, beides aufwendige Untersuchungen, die dazu dienen, um diagnostisch zu einer Abgrenzung von Gehirnprozessen zu kommen, deren Ursache in einer Gefäßschädigung liegt.

Lange Zeit dienten apparative Untersuchungen nur dazu, andere Erkrankungen auszuschließen. Heute werden diese Verfahren auch dazu benutzt, um jene Gewebsänderungen des Gehirns positiv zu erkennen, die typisch für die Alzheimer-Krankheit sind.

Schon **normales Altern** führt zu einer Beeinträchtigung der geistigen Leistung. Nicht verwunderlich also sind die Schwierigkeiten, den altersbedingten Abbau vom Leistungsverfall bei Alzheimer zu unterscheiden.

Zum einen betrifft der »normale« Altersabbau einzelne Menschen unterschiedlich stark, zum anderen sind die geistigen Leistungen bei einzelnen Menschen sehr unterschiedlich vorhanden. Aus diesen Gründen existiert in der Bevölkerung eine massive »Grauzone« zwischen Altersabbau und Demenz.

1962 wurde erstmals die **»gutartige Altersvergesslichkeit«** beschrieben.
Zu dieser gutartigen Form von Gedächtnisstörung zählen Schwierigkeiten im Erinnern von früher verfügbaren Daten und Namen sowie wechselnde Orientierungsstörungen. Details von Ereignissen werden in der Erinnerung relativ unscharf beschrieben.

Mit dem Konzept der gutartigen Altersvergesslichkeit wird eine Grenze zwischen der leichten Beeinträchtigung des Gedächtnisses und den geistigen Störungen beschrieben, die ein Fortschreiten zur Demenz erwarten lassen.

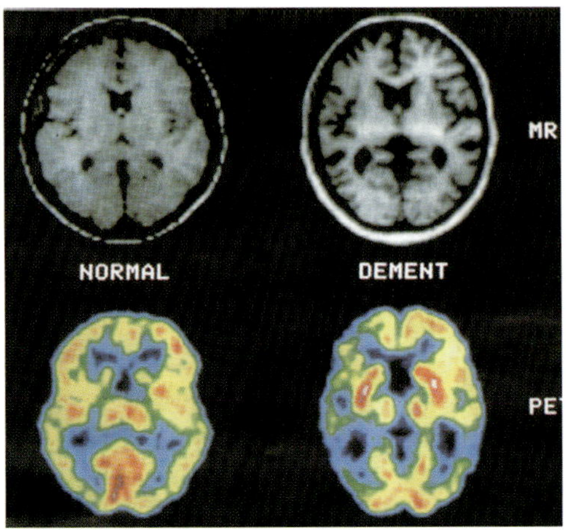

Gegenüberstellung von Schnitten durch das Gehirn im Kernspintomogramm (MR) und im Protonenemissionstomogramm (PET) für Glukosestoffwechsel einer Normalperson und eines Patienten mit M. Alzheimer. Deutlich kommt die typische Stoffwechselstörung bei Alzheimer-Demenz zur Darstellung.

1986 wurde das Konzept der **mit dem Alter zusammenhängenden Gedächtnisbeeinträchtigung** eingeführt.

Unterschiedlich dabei ist der Versuch, eine Unterscheidung des »gesunden Alters« von der leichten Beeinträchtigung des Gedächtnisses zu finden und der Beschreibung des Übergangs von gesundem Altern hin zur »Grauzone«. Die altersabhängige Gedächtnisbeeinträchtigung versucht so wie die gutartige Altersvergesslichkeit ein relativ stabiles Alterskrankheitsbild zu charakterisieren, das nicht ein Fortschreiten zur Demenz zeigt.

Die mit dem Alter zusammenhängende Gedächtnisbeeinträchtigung verlangt einen Vergleich mit 50-Jährigen, wobei qualitäts- und mengenmäßig die Altersveränderungen der Gedächtnisleistung von der Demenz unterscheidbar sind.

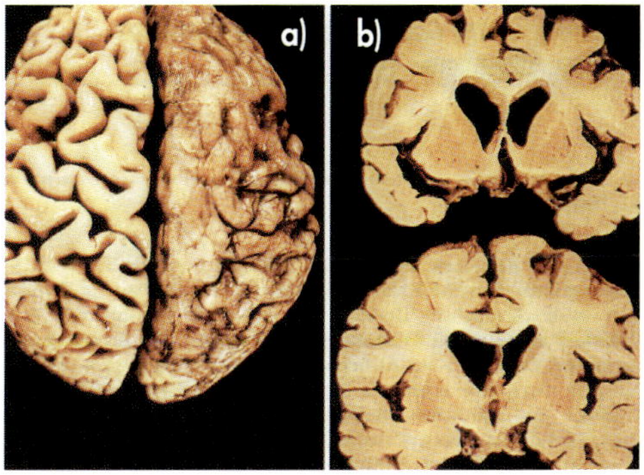

Gehirnschrumpfung bei Alzheimer-Patienten a) außen, b) innen.

Das Limit der unteren Grenze der gutartigen Altersvergesslichkeit ist festgelegt als Abweichung unterhalb der Norm für über 50-jährige Menschen. Es soll dadurch »erfolgreiches«, nicht beeinträchtigtes Altern von jenem Altern mit Gedächtnisfehlern getrennt werden, das nicht automatisch eine Demenz bedeutet.

In die Diagnostik ging auch der Begriff des **»altersbedingten Gedächtnisabbaus«** ein. Man versteht darunter einen feststellbaren Abbau der Gedächtnisleistung, der aber innerhalb der normalen altersentsprechenden Grenzen liegt. Schwierigkeiten, sich Namen oder Verabredungen zu merken und Schwierigkeiten beim Lösen zusammenhängender Probleme kommen vor.

Bei der **»leichten Gedächtnisstörung«** schließlich ist das Ausmaß der geistigen Beeinträchtigung und die Auswirkung auf die Alltagsfunktionen gering. Störungen des Gedächtnisses, der Aufmerksamkeit, der Geschwindigkeit der Informationsverarbeitung, Wortfindungsstörungen und reduzierte Wortflüssigkeit kommen vor. Schlussfolgern und Planen können gestört sein. Alle diese Störungen müssen sicher und wiederholbar feststellbar sein, um in die genannte Kategorie dieser Störung zu gehören.

Diese Störungen greifen in soziale, berufliche und private Funktionen ein.

Nimmt die Gedächtnisstörung zu, kommt es zu Beeinträchtigungen von Gedächtnisfunktionen mit Klagen über Gedächtnisstörungen, Vergesslichkeit sowie Lern- oder Konzentrationsschwierigkeiten. In Testreihen können normwidrige Werte festgestellt werden.

Der so genannte **»Hippocampus«,** ein Seepferdchen-ähnlicher Längswulst im unteren, vorderen Gehirnbereich, ist einer jener Gehirnteile, die für Lern- und Gedächtnisleistungen zur Verfügung stehen. Untersuchungen mit der Magnetresonanz haben gezeigt, dass Alzheimer-Patienten eine um bis zu 40 % verminderte Hippocampus-Masse aufweisen.

Neue Studien haben bei bisher symptomfreien Menschen mit erhöhtem Risiko für die erbliche Alzheimer-Form eine 60- bis 80%ige Verminderung der Hippocampus-Masse erbracht. Damit lassen sich Aussagen darüber treffen, ob diese Menschen in naher Zukunft an Alzheimer erkranken werden. Allerdings schließt eine normale Hippocampus-Masse die Möglichkeit einer zukünftigen Alzheimer-Krankheit auch nicht aus.

Weitere Spezialuntersuchungen sind die Bestimmung eines Alzheimer-typischen Eiweiß-

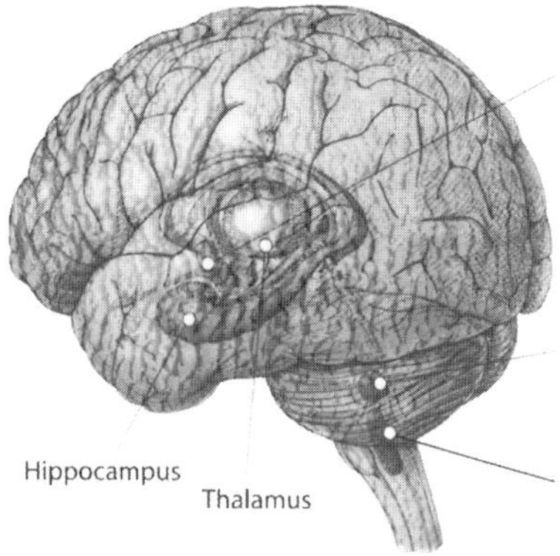

Schematische Darstellung des Gehirns, sie zeigt, von wo die verschiedenen Überträgersysteme ihren Ausgang nehmen.

Auf Grund einer Analyse an vielen Tausenden Menschen haben Menschen mit einem bestimmten Gentyp ein 12,5fach erhöhtes Risiko, an Alzheimer zu erkranken.

Eine Erbanalyse kann einen Hinweis auf die Gefahr einer künftigen Alzheimer-Erkrankung geben, die Durchführung einer solchen Analyse ist aber aus ethischen Gründen abzulehnen.

Ca. 50 % aller Krankheiten mit Hirnabbau sind auf die Alzheimer'sche Erkrankung zurückzuführen.

stoffes, des »Tau-Proteins«, sowie eine Analyse des »Liquors« (= Gehirnflüssigkeit) und die erbliche Bestimmung des »Apolipoproteins E«.

Erhöhte Tau-Protein-Werte in der Gehirnflüssigkeit grenzen Alzheimer-Patienten gegenüber Gesunden sehr gut ab. Ähnliche Ergebnisse werden für erniedrigte Aktivitäten des Stoffes Ab42 in der Hirnflüssigkeit berichtet.

Das gleichzeitige Vorliegen von erhöhtem Tau-Protein und erniedrigtem Ab42 beweist mit 90%iger Sicherheit die Diagnose einer Alzheimer-Erkrankung.

Verminderte Konzentrationen von Ab42 sind auch schon in frühen Stadien von Alzheimer nachweisbar, so dass die Messung von Ab42 in der Gehirnflüssigkeit für die Frühdiagnose interessant sein könnte.

Ein bestimmtes »Apolipoprotein E« gilt als der Hauptrisikofaktor für die »sporadische senile Demenz« vom Alzheimer-Typ.

Neben Merktests werden immer auch Orientierungsfragen gestellt, da bei einer Demenz früh die zeitliche Orientierung zusammenbricht.

Gängige, bewährte Testverfahren sind eine unerlässliche Ergänzung der Schilderungen von Patienten und Angehörigen. Leider werden viele Symptome von Angehörigen und Betreuungspersonen mitunter als »altersnormal« angesehen, wodurch der rechtzeitige Arztbesuch und somit die rechtzeitige Diagnosestellung und Therapieeinleitung verzögert und überhaupt verhindert werden.

Als so genannte »Screening«- oder »Siebtests« gelten Tests wie der **Uhrentest** oder **Mini-Mental-Status.** Aus der Memory Clinic Donauspital sind mehr als 10 Patienten bekannt, die einen krankhaften Uhrentest aufweisen, aber noch normale Werte im Mini-Mental-Status haben.

Der Uhrentest lässt höhere geistige Mängel und Störungen der praktischen Fähigkeiten erkennen.

Der Mini-Mental-Status ist ein allseits anerkanntes, hilfreiches Mittel zur Diagnose. Nicht ausreichend empfindlich ist der Test einerseits besonders bei Patienten mit einem vor Krankheitsbeginn hohen Intelligenzgrad oder hohen praktischen Fähigkeiten.
Andererseits können Patienten mit einem niedrigen Bildungsgrad und schlechter sprachlicher Ausdrucksfähigkeit einen Wert unter 26 aufweisen, ohne an einer Demenz erkrankt zu sein.

Den richtigen Stellenwert bekommt der Mini-Mental-Status in der wiederholten Anwendung und besonders, um einen fortschreitenden Verlauf festzustellen.

MMSE – Mini Mental State Examination (Test siehe S. 41)

Orientierung

Zu den Fragen 1 – 4

Bei den Fragen 1 – 4 müssen Datum, Jahreszahl und Wochentag genau stimmen. Der Patient darf Zweifel anmelden und seine Antwort korrigieren, ohne dass ihm dabei Hinweise gegeben werden.

Zur Frage 5

Die Frage nach der Jahreszeit wird oft zuerst mit dem Monat beantwortet. Es ist erlaubt, hier zu helfen, z. B. so » Ja, August ist der Monat, aber welche Jahreszeit ist jetzt?«. Nicht erlaubt sind Hilfen wie »Ist jetzt Frühling, Sommer, Herbst oder Winter?«.

Zwischen dem 20. und 23. der Monate März (Frühlingsbeginn), Juni (Sommerbeginn), September (Herbstbeginn) und Dezember (Winterbeginn) sind die jeweils benachbarten Jahreszeiten als richtig zu bewerten.

Zur Frage 6

Zur Beantwortung der Frage nach seinem Arzt darf der Patient keine Hinweise wie Anfangsbuchstaben oder Personenbeschreibung erhalten.

Zur Frage 7

Die Antwort auf die Frage nach dem Stockwerk muss zeigen, dass der Patient weiß, in welcher Höhe des Gebäudes er wohnt. Als richtig zu werten sind sowohl Ebenen- (»Mezzanin«) wie auch Stockwerksbezeichnungen (»7. Obergeschoss«).

Zur Frage 8

Straße, Hausnummer und Bezirk müssen richtig angegeben werden.

Zu den Fragen 9 – 10

Öfter besteht bei der Frage nach dem Land Unklarheit, ob Bundesland oder Land Österreich gemeint ist. Erlaubt ist hier zu helfen, z. B. mit dem Hinweis, »Ja, dies ist das Bundesland, aber wie heißt das ganze Land?«

Kurzzeitgedächtnis

Bei wiederholter Vorgabe des Tests werden die Wörter BUCH, HAUS, BLUME ersetzt durch BALL, FAHNE, BAUM oder durch KIRCHE, SCHACHTEL, WIESE.

Subtrahieren

Die Anweisung soll lauten: »Und nun ziehen Sie bitte von 100 fortlaufend 7 ab, also 100 weniger 7, weniger 7, weniger 7 und so fort.«

Der Patient darf während des Kopfrechnens nicht erinnert werden, dass er die Zahl 7 abziehen muss! Bei falschem Wegzählen soll der Patient weiterrechnen. Gezählt wird die Anzahl richtiger von insgesamt 5 durchgeführten

Subtraktionen. Depressive Menschen müssen vor diesem Test erst motiviert werden, lösen den Test dann jedoch mühelos.
»Rückwärts buchstabieren« sollte immer durchgeführt werden. Beim »Rückwärts- Buchstabieren« gilt die Buchstabenfolge E, CH, O, W als 4 Punkte, die Folge E, C, H, O, W als 3 Punkte und nur die Folge E, H, C, O, W als 5 Punkte.
Von den beiden Tests »Subtrahieren« und »Rückwärts- Buchstabieren« wird das jeweils bessere Resultat gewertet.

Gedächtnis

Der Patient darf bei dieser Aufgabe unter keinen Umständen Hinweise erhalten. Auch das Nennen eines Anfangsbuchstabens des ersten Wortes usw. ist unzulässig bzw. danach »einfallende« Antworten dürfen nicht als richtig gewertet werden.

Sprache

Benennen von Gegenständen: Als richtige Antwort gilt hier auch Uhr und Blei, nicht jedoch Armband, »zum Zeitablesen« bzw. Kugelschreiber, Füllfeder usw. Als Vorlage dient ein typischer langer Bleistift mit schwarzer Miene sowie die Armbanduhr des Untersuchers mit Zifferblatt (keine Digitaluhr!).

Wiederholung: Eine Störmöglichkeit des Wiederholungstests auch bei sonst gesunden Menschen ergibt sich aus Schwerhörigkeit. Der Satz »Keine Wenns, Unds oder Abers« muss exakt nachgesprochen werden!

Dreistufenbefehl: Achtung: Zuerst müssen alle 3 Befehle vorgegeben werden, dann darf der Patient mit der Befehlsausführung beginnen. Nach dem Halbfalten des Papiers gilt das nochmalige Falten nicht als Fehler; hier darf der Faltakt unterbrochen werden. Hernach muss gewartet werden, ob dem Patienten von selbst auffällt, dass er noch einen weiteren Befehl auszuführen hat. Dem Patienten soll nicht gesagt werden, dass noch ein Befehl (das Papier auf den Boden zu legen) durchzuführen ist.

Lesen: Lassen Sie den in großer Druckschrift geschriebenen Text »Schließen Sie Ihre Augen« lesen und bitten Sie den Patienten, dem Geschriebenen Folge zu leisten. Eine Antwort ist nur richtig, wenn der Patient die Augen auch wirklich schließt.

Schreiben: Geben Sie dem Patienten ein leeres Blatt Papier und bitten Sie ihn, einen Satz zu schreiben. Dieser soll spontan geschrieben werden. Er muss ein Hauptwort (z. B. Baum, Katze, Haus) und ein Zeitwort (z. B. wächst, springt, gebaut) enthalten und einen Sinn ergeben. Die Rechtschreibung muss nicht korrekt sein.

Kopieren

Zeigen Sie dem Patienten die Zeichnung mit den beiden sich überschneidenden Fünfecken und bitten Sie den Patienten, dies genau zu kopieren. Alle 10 Ecken müssen erkennbar sein und die Figuren müssen sich überschneiden. Zittern und Verdrehung werden ignoriert.

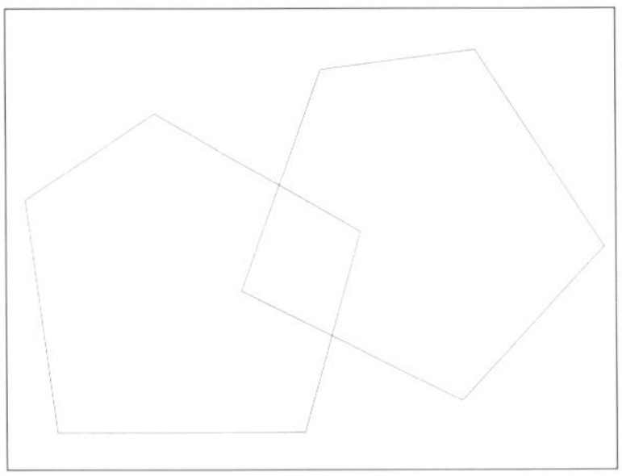

Zählt man die in den Einzelaufgaben erreichbaren Punkte zusammen, erhält man maximal 30.

Nun zu den Einzelaufgaben.

MMSE-Test

Orientierung

1. Den Wievielten haben wir heute? Tag ________ ❑
2. Welches Jahr haben wir heute? Jahr ________ ❑
3. Welchen Monat haben wir heute? Monat ______ ❑
4. Welcher Wochentag ist heute? ❑
5. Welche Jahreszeit haben wir nun? ❑
6. Wie heißt Ihr Hausarzt/Spitalsarzt? ❑
7. In welchem Stockwerk befinden wir uns hier? ❑
8. Wie ist Ihre Adresse? ❑
9. In welcher Stadt ist dieses Haus? ❑
10. In welchem Land befinden wir uns hier? ❑

Punkteanzahl (max.10) ____

Kurzzeitgedächtnis

Fragen Sie den Patienten, ob Sie sein Gedächtnis testen dürfen. Dann sagen Sie langsam und deutlich Buch, Haus, Blume (jedes Wort in etwa einer Sekunde).Nachdem Sie alle 3 Worte gesagt haben, bitten Sie den Patienten, die Worte zu wiederholen. Diese erste Wiederholung bestimmt seine Punkteanzahl.Fahren Sie jedoch fort (bis zu 6 Wiederholungen), die 3 Worte zu sagen, bis er alle 3 Worte wiederholen kann.

Buch ❑
Haus ❑
Blume ❑

(Anzahl der Versuche _____) Punkteanzahl (0 – 3) ____

Aufmerksamkeit und Rechnen

Bitten Sie den Patienten, bei 100 beginnend fortlaufend 7 abzuziehen. Hören Sie nach 5 Subtraktionen (93, 86, 79, 72, 65) auf. Bewerten Sie die Anzahl richtiger Subtraktionen.

❑ ❑ ❑ ❑ ❑ ❑

Oder

Wenn der Patient das Rechnen nicht ausführen will oder kann, bitten Sie ihn, das Wort »WOCHE« rückwärts zu buchstabieren. Die Punkteanzahl ergibt sich aus der Anzahl der Buchstaben in korrekter (also verkehrter) Reihenfolge.

E ❑
H ❑
C ❑
O ❑
W ❑

Punkteanzahl (0 – 5) ____

Gedächtnis

Bitten Sie den Patienten, sich an die 3 Worte, die Sie ihm zuvor nannten, zu erinnern.	Buch	❑
	Haus	❑
	Blume	❑
	Punkteanzahl (0 – 3)	____

Sprache

Benennen: Zeigen Sie dem Patienten eine Armbanduhr bzw. einen Bleistift und fragen Sie ihn, was das sei.	Uhr	❑
	Bleistift	❑
Wiederholung: Lassen Sie den Patienten wiederholen: »Keine Wenns, Unds oder Abers«	korrekte Wiederholung	❑
Dreistufenbefehl: Geben Sie dem Patienten ein glattes leeres Blatt Papier und sagen Sie: »Nehmen Sie das Blatt Papier in Ihre rechte Hand, falten Sie es halb und legen Sie es auf den Boden.«	nimmt es in die rechte Hand	❑
	faltet es halb und	❑
	legt es auf den Boden	❑
Lesen: Lassen Sie den Patienten den in großer Druckschrift geschriebenen Text »Schließen Sie Ihre Augen« lesen und bitten Sie ihn, dem Geschriebenen Folge zu leisten. Eine Antwort ist nur richtig, wenn der Patient die Augen auch wirklich schließt.	Schließt die Augen	❑
Schreiben: Geben Sie dem Patienten ein leeres Blatt Papier und bitten Sie ihn, einen Satz zu schreiben. Dieser soll spontan geschrieben werden. Er muss ein Hauptwort und ein Zeitwort enthalten und sinnvoll sein. Die Rechtschreibung braucht nicht richtig zu sein.	Schreibt einen Satz	❑
	Sprachpunkteanzahl (max.8)	____

Kopieren

Zeigen Sie dem Patienten die Zeichnung mit den beiden sich überschneidenden Fünfecken und bitten Sie den Patienten, dies genau zu kopieren. Alle 10 Ecken müssen erkennbar sein und die Figuren müssen sich überschneiden. Verzitterung und Drehungen werden nicht beachtet.	Zeichnet richtig	❑
	Punkteanzahl (0-1)	____

Zählen Sie die erreichten Punkte der Einzelaufgaben zusammen.
Die maximale Punkteanzahl in diesem Test beträgt 30.

	Gesamtpunkteanzahl	____

Für die Entwicklung einer Demenz ist das gestörte Gedächtnis das wichtigste Symptom. Aus diesem Grund haben Fehler im Gedächtnistest eine besonders hohe Bedeutung für die Abschätzung des späteren Krankheitsverlaufes.

Hachinski-Test

	Nein	Ja
Plötzlicher Beginn Eine plötzliche Verhaltensänderung (z. B. Verwirrtheit, Orientierungslosigkeit oder Verlust der Sprache), die möglicherweise nach einem Schlaganfall auftrat und nicht im Zusammenhang mit einer anderen Krankheit steht.	0	2
Schrittweise Verschlechterung Mindestens ein Ereignis, dem ein Verlust von Gedächtnisfunktionen folgte, mit unvollständiger Wiederherstellung des ursprünglichen Funktionszustandes.	0	1
Körperliche Beschwerden Wiederholte Klagen über körperliche Beschwerden, die ärztlich behandelt wurden und trotzdem ohne offenkundige Erklärung weiterbestanden.	0	1
Nichtbeherrschung von Gefühlen Unangemessenes Lachen oder Weinen.	0	1
Bekannter Bluthochdruck Bekannter Bluthochdruck oder erhöhte Blutdruckwerte mit Überschreiten des 1. Wertes von 170 oder des 2. Wertes von 100. In der gewohnten Umgebung sollte mindestens 2-mal gemessen werden.	0	1
Schlaganfälle in der Vorgeschichte Die ärztliche Untersuchung erbrachte die Diagnose eines Schlaganfalls oder die Vorgeschichte von Schlaganfällen.	0	2
Auffällige nervenärztliche Befunde Symptome, die im Allgemeinen mit örtlichen Funktionsausfällen des Gehirns in Zusammenhang gebracht werden: Unvermögen zu sprechen, einseitige Schwäche einer Körperhälfte, Zittern usw.	0	2
Nervenärztlich festgestellte »Herdsymptome« Krankhafte Reflexe (»Babinski«), Ausfälle des Gesichtsfeldes usw.	0	2

Gesamtpunkteanzahl

0 – 3 Demenz vom Alzheimertyp

4 – 12 Multiinfarktdemenz (= Demenz durch wiederholte Schlaganfälle)

Angehörigenbefragung – Alltagstauglichkeit

	Keine Probleme	Findet es schwierig, kommt aber allein zurecht	Braucht Hilfe	Abhängig von anderen
Finanzielle Angelegenheiten, Bezahlen von Rechnungen, Ausstellen von Schecks	0	1	2	3
Geschäftliche Angelegenheiten	0	1	2	3
Einkaufen von Produkten des persönlichen Bedarfs	0	1	2	3
Hobbys oder Spiele	0	1	2	3
Tee kochen, Wasserkocher ein- oder ausschalten	0	1	2	3
Eine ausgewogene Mahlzeit kochen	0	1	2	3
Wahrnehmung des Tagesgeschehens	0	1	2	3
Grad der Aufmerksamkeit und des Verständnisses: Bücher, Fernsehen	0	1	2	3
Gedächtnis: sich an Termine und die Einnahme von Medikamenten erinnern	0	1	2	3
Wegfahren: mit dem eigenen Auto oder öffentlichen Verkehrsmitteln	0	1	2	3

Gesamtpunkteanzahl:
Bis 9 oder weniger = Normal
10 oder mehr = Störung der Gedächtnisfunktion

Uhrentest

Der Patient soll eine Uhr zeichnen, die 11 Uhr 15 zeigt.

Bewertung	Punkte
Die Zahl 12 oben	3
Zwei Zeiger	2
12 Zahlen	2
Korrekte Zeit	2

Ein Verdacht auf eine Störung der Gehirnfunktionen ergibt sich bei einer Punktezahl von 6 oder weniger.

Neben diesen Tests gibt es nahezu ein Dutzend weiterer Verfahren zur Prüfung der Gedächtnisleistung.

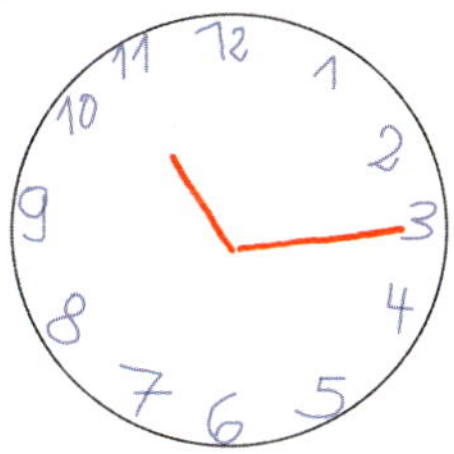

Syndrom-Kurz-Test

Besonders interessant ist der so genannte »Syndrom-Kurz-Test (SKT)«, da er in etwa 15 Minuten und von medizinischem Hilfspersonal durchführbar ist.

Der Test umfasst 9 Aufgaben, die auf eine 60 Sekunden begrenzte Maximalbearbeitungszeit abgestellt sind. Die Aufgaben beinhalten das Benennen von Gegenständen, das Lesen von Zahlen, das Ordnen von Zahlen, das Zurücklegen von Zahlen, das Zählen von Symbolen, das Erkennen von Zusammenhängen, das Wiederholen und Wiedererkennen von Gegenständen.

Die gemessenen Sekunden werden in Normwerte umgerechnet, die für verschiedene Altersgruppen normiert sind. Die Stärke dieses Tests liegt in der Verlaufsmessung bei früher und mittlerer Demenz. Hier werden Änderungen sicher erfasst. Der Test kann auch als sicher angesehen werden für das Erfassen früher Demenzstadien. Für Patienten mit einem hohen Schweregrad ist der SKT nicht geeignet.

Alzheimer-Diagnostik »kompakt«

»Muss«-Untersuchungen

- Lebens- und Krankheitsgeschichte
- Angehörigen-Befragung »getrennt«
- Testbögen (MMSE, Hachinski), Uhrentest
- Nervenärztliche und psychologische Untersuchung
- Internistische Untersuchung mit EKG / Lungenfunktion / Lungenröntgen / Ultraschall
- Standardlabor plus Schilddrüse / Vitamin B_{12} / Folsäure / HIV-Test / Syphilis-Diagnostik
- Prüfung auf Schwermetalle
- Prüfung auf Drogen und Tranquilizer
- EEG / CT mit Kontrastmittel oder MRT

»Eventuell«-Untersuchungen

- Tau-Protein / betaA42-Peptid / HIV-Diagnostik
- ApoE-Genotypisierung / SPECT / PET
- Mit endgültiger Sicherheit lässt sich die Alzheimer-Krankheit nur durch eine Gewebsprobe aus dem Gehirn oder durch die Untersuchung des Gehirns nach dem Tod feststellen. Die klinische Diagnose zu Lebzeiten des Patienten erreicht aber einen Sicherheitsgrad von 80 bis über 90 %.

Die Untersuchung des Krankheitsverlaufes und die Bestätigung der Diagnose

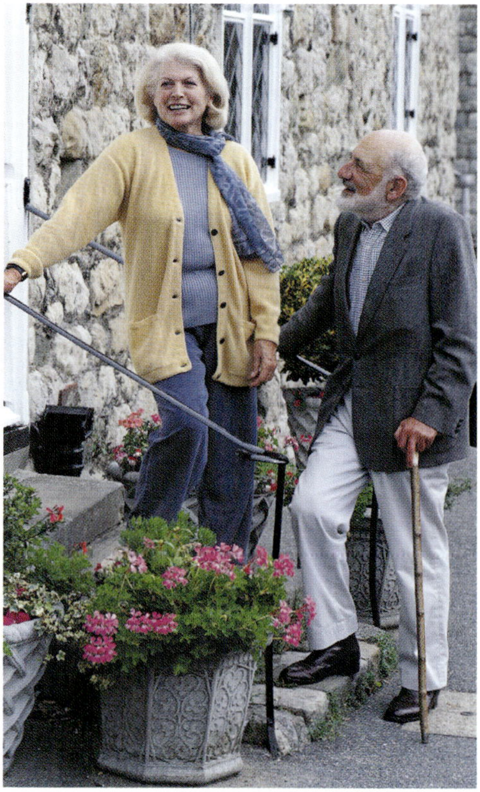

Studien zeigen, dass die Gedächtnisleistungen im höheren Alter nachlassen, vor allem jene Leistungen, bei denen es auf **Geschwindigkeit** ankommt.

Eine allgemeine Verlangsamung dürfte demzufolge für die meisten Wirkungen des Alters auf das Gedächtnis verantwortlich sein. Auch die Wortflüssigkeit zeigt eine gewisse Abnahme, obwohl der Wortschatz und das Wissen, sich mit Wörtern auszudrücken, nicht verändert sind. Verlangsamt erfolgt nur der **Abruf** von Wörtern aus dem Sprachschatz. Auch Fähigkeiten, die mit »Sehen und Raum« zusammenhängen, zeigen einen gewissen Abbau. Erkennbar ist das etwa beim Abzeichnen von 3D-Figuren. Die Alterskompetenz ist jedoch meist nicht betroffen. Die Ergebnisse üblicher Reihenuntersuchungen sind oft unauffällig – im Gegensatz zum persönlich erlebten Beschwerdebild.

Zur Abgrenzung von normaler Gedächtnisalterung gegen beginnende Demenz ist ein simpler Test, der keine »Alterswirkungen« zeigt, niemals brauchbar.

Aus dem **Verlauf** aber ist eine Unterscheidung in gewissem Ausmaß möglich, da es bei Demenzleiden zu einem wesentlich schnelleren Fortschreiten des geistigen Abbaues kommt. Nur Verlaufsuntersuchungen, zum Beispiel nach 6 Monaten, zeigen, ob es sich um normale Altersvorgänge handelt oder um eine beginnende Demenz.

Für die Entwicklung einer Demenz ist ein gestörtes Gedächtnis **das** Hauptsymptom. Fehler in Gedächtnistests haben daher eine besonders hohe Aussagekraft hinsichtlich einer späteren Demenzentwicklung. Als Beispiel für solche Fehler ist die gestörte Wiedergabe nach kurzen Ablenkungen zu nennen. Die Wiedergabe einer Wortliste nach Ablenkung durch eine Abzähl-Aufgabe ist deutlich vermindert.

Ein **beginnendes** Demenzleiden zu diagnostizieren ist in vielen Fällen schwierig.

Durch die zur Verfügung stehenden Tests kann man sehr gut Patienten mit schweren und mittelschweren Demenzen von gesunden Gleichaltrigen unterscheiden. Die Abgrenzungsschärfe nimmt jedoch bei nur leicht dementen Menschen massiv ab. Diese Abgrenzung ist umso schwieriger, je älter die Testpersonen sind, da die Verschiedenheit »altersgemäßer« Gedächtnisstörungen einerseits und die Verschiedenheit des Bildungsgrades andererseits zunehmen. Bei einer niedrigen geistigen Ausgangsleistung unterschreiten Menschen im höchsten Alter auf Grund der normalen altersabhängigen Beeinträchtigung der Gedächtnisleistung die Demenzschwelle. Demgegenüber ist die Unterscheidung von »gesund« und »leicht dement« bei jüngeren Patienten wesentlich leichter.

Viele Fachleute glauben daher, dass einmalige, diagnostische Versuche zur Frühdiagnose zu kommen nur schwer möglich sind. Erst Verlaufsuntersuchungen zeigen, ob der Leistungsverlust des Gedächtnisses rascher fortschreitet, als er altersgemäß stattfindet, und ob die praktischen Fähigkeiten im Alltag ebenso betroffen sind.

Wie sich der Verlauf der Alzheimer-Krankheit gestaltet, ist wichtig für den Arzt, noch viel wichtiger aber für die Patienten und deren Familien. Die direkt und indirekt davon Betroffenen müssen wissen, was auf sie zukommt, welche Schwierigkeiten und Änderungen der Krankheit voraussichtlich zu erwarten sind.

Zur Überprüfung der Diagnose und des Therapieerfolges muss der Arzt die wahrscheinliche Geschwindigkeit des Gedächtnisverlustes und der Alltagsfähigkeiten kennen.

Die Krankheit verläuft in Stadien

Die Alzheimer-Krankheit ist gekennzeichnet durch ein Zugrundegehen gewisser Hirnanteile und dieser Prozess erstreckt sich äußerst **langsam** über **Jahrzehnte**. Mit welchen Symptomen zu rechnen ist, hängt von der Ausbreitung der Krankheit in der Hirnrinde ab. Solange die Krankheit nur auf gewisse, kleine Teile des Gehirns beschränkt ist, entstehen keine Symptome. Man spricht von einem **präklinischen Stadium** der Alzheimer-Krankheit und meint damit, dass die Krankheit »da« ist, aber sich durch keine auffälligen Symptome bemerkbar macht.

Hippocampusbild

Greift die Krankheit auf den »Hippocampus« (siehe S. 27) genannten Hirnteil über, kommt es zu erkennbaren Krankheitszeichen.

Die Störungen behindern das Speichern von neuen Informationen, nachweisbar ist dies mit empfindlichen Gedächtnis- und Lerntests. »Altes« Erinnerungsmaterial und intellektuelle

Symptome und Stadien der Alzheimer-Krankheit

Blickpunkt	Präklinisches Stadium (bevor Symptome erkennbar sind)	Prädemenz-Stadium (Stadium vor der Demenz)	Demenz-Stadium	
Gewebsveränderung	Amyloid und Knäuelbildung	Nervenzellverlust im Hippocampus	Übergreifen auf Schläfen- und Scheitellappen	Hochgradiger Nervenzell-verlust auch im Stirnlappen
Gedächtnissymptome	Keine	Schwierigkeit, neue Informationen zu speichern	Gedächtnis, Sprache und praktisches Handeln sind gestört	Verlust höherer Gedächtnis-funktionen
Nicht-Gedächtnis Symptome	Keine	Rückzug	Unruhe, Depression Antriebsmangel	Unruhe, Aggressivität, Umkehr von Tag und Nacht
Störung der Alltagsaktivität	Keine	Vergesslichkeit, Verlegen von Gegenständen	Sich ergänzende, komplexe Tätigkeiten können nicht ausgeführt werden	Selbstversorgung ist unmöglich
Körperliche Symptome	Keine	Keine	Krampfanfälle	Krampfanfälle, Inkontinenz, Schluck-und Gangstörung, Bettlägerigkeit
Diagnose	Keine	Leichte Gedächtnis-beeinträchtigung	Leichte bis mittel-gradige Demenz	Fortgeschrittene Demenz

Fähigkeiten sind nicht betroffen. Patientenseitig wird geklagt über Vergesslichkeit, das Verlegen von Gegenständen und eine reduzierte Leistungsfähigkeit im Beruf, Alltag und Haushalt. Bei der Ausführung von wenig anspruchsvollen Arbeiten kommen diese Störungen nicht zum Ausdruck.

In diesem Stadium spricht der Arzt von **»Vor-Demenz-Phase«.**

Wenn sich der Krankheitsprozess auch auf den Schläfenlappen, den Scheitellappen oder sogar auf die Rinde des Stirnlappens ausbreitet, kommen zur gestörten Informationsverarbeitung weitere Mängel der geistigen Funktion dazu: Gestört sind jetzt auch der Abruf von alten Gedächtnisinhalten, Sprache, Denkvermögen, die Urteilskraft, das praktische Handeln und die Verarbeitung von optischen und räumlichen Inhalten. Alle Beeinträchtigungen zusammen ergeben das Alzheimer-Bild einer **leichtgradigen Demenz.**

Je nachdem wie der Zelluntergang sich im Gehirn verteilt, können die Symptome in diesem Stadium von Patient zu Patient sehr verschieden sein.

Allmählich trübt sich die **Krankheitseinsicht,** die schon im Stadium der leichtgradigen Demenz nicht mehr voll enthalten ist, weiter ein.

Die Einschränkung der Hirnleistung wirkt sich sukzessive immer stärker auf die Bewältigung des Alltages aus. Es kann sich eine ziellose Unruhe einstellen und auch depressive Verstimmungen und aggressives Verhalten sind oft schon im Stadium der leichtgradigen Demenz vorhanden. Sinnestäuschungen und Wahnbilder sind selten. In Ausnahmefällen können körperliche Symptome auftreten und vereinzelt kann es zu Krampfanfällen kommen.

Bei weiterem Krankheitsfortschritt sind alle geistigen Leistungen gestört, so dass eine Prüfung von Einzelleistungen schwer möglich ist. Aufgehoben ist nunmehr die Krankheitseinsicht. Das Sprechen kann auf wenige Sätze oder Wörter beschränkt sein. Das gefühlsmäßige Erleben und die Fähigkeit, Gefühle zu zeigen, bleibt relativ gut erhalten. Bemerkenswert ist die völlige **Abhängigkeit** von der betreuenden Person. Zustände von Unruhe, gelegentlich ständiges Schreien und Umkehr des Tag-Nacht-Rhythmus erschweren die Betreuung. Es kommt nun zu Störungen des Gangbildes mit einem parkinsonähnlichen, kleinschrittigen Gang und zu erhöhter Sturzgefahr, Harn und Stuhl können oft nicht mehr kontrolliert werden. Im weiteren Krankheitsfortschritt stellt sich eine Schluckstörung ein, die Patienten bleiben auch tagsüber im Bett, was Gelenkversteifungen und Wundliegen fördert. Die Anfälligkeit für Infektionen ist hoch. Zum häufigsten Problem wird das Auftauchen einer **Lungenentzündung.**

Die Abnahme der Gedächtnisleistung

Rund ein Viertel der Patienten zeigt nicht den zu erwartenden geistigen Abbau.

Dieses Ergebnis von Studien ist nicht der Ausdruck von Fehldiagnosen, denn auch bei den gewebsmäßg bestätigten Fällen von Alzheimer findet sich derselbe Prozentsatz mit einem untypischen Verlauf. Wichtig ist diese Erkenntnis für die Beurteilung des Behandlungserfolges. Somit bedeutet das Ausbleiben einer Gedächtnisverschlechterung nicht unbedingt, dass die Behandlung wirksam ist, es kann auch den Alzheimer-eigenen Verlauf widerspiegeln.

Auch bei jenen Fällen mit zunehmender Verminderung der Gedächtnisleistung, ist der Abfall der geistigen Kapazität nicht gleich bleibend. Im leichtgradigen Krankheitsverlauf folgt der Leistungsverlust einer flachen Kurve. Im mittleren Stadium fällt die Leistung steiler ab, danach nimmt die Steilheit der Kurve wieder ab.

Die Abnahme der Alltagsfähigkeiten

Kompliziertere, »komplexe« Tätigkeiten, wie die Organisation eines Haushaltes, können als erste nicht mehr ausgeführt werden. Die Fähigkeit zur einfachen Selbstversorgung des Körpers bleibt länger erhalten. Dramatisch ist der Verlust der persönlichen Eigenständigkeit. Sehr oft vergeht nur 1 Jahr vom Zeitpunkt der Diagnose bis zum Verlust der Fähigkeit, mit Geld umzugehen oder irgendein einfaches Amtsgeschäft zu erledigen. Die Fähigkeit, sich selbständig anzukleiden sowie Harn und Stuhl zu kontrollieren, bleibt meist einige Jahre erhalten.

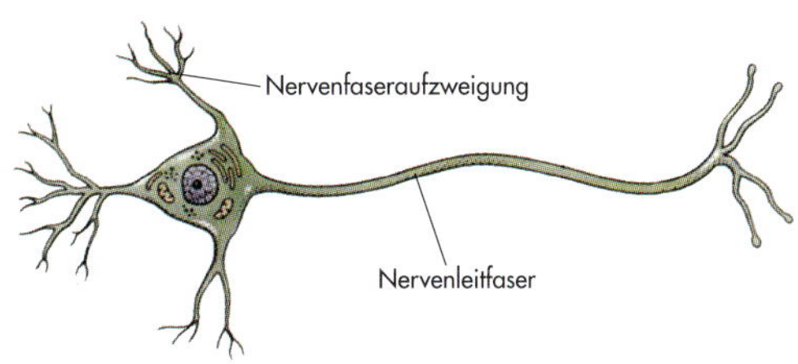

Der Untergang der Gehirnzellen ist die wesentliche Ursache von »Alzheimer«.

Die Veränderung von Nicht-Gedächtnissymptomen

Das Ausmaß der verminderten Hirnleistung weist nur geringe Schwankungen auf. Demgegenüber sind Störungen, die zum Gedächtnis keinen Bezug haben, sehr variabel und schwankend. Die häufigste dieser Störungen betrifft Unruhezustände. Im weiteren Verlauf der Krankheit leiden 60 % der Kranken darunter – mit zunehmender Tendenz.

Dagegen ist nur ein Viertel der Patienten depressiv verstimmt und die Häufigkeit nimmt im weiteren Krankheitsverlauf ab. Je weiter fortgeschritten die Krankheit ist, umso häufiger werden aggressive Verhaltensweisen.

Ca. ein Viertel der Patienten leidet unter Wahnvorstellungen, die etwas häufiger werden. Ohne Beeinflussung durch den Krankheitsfortschritt sind Sinnestäuschungen, die bei 10 % der Kranken vorkommen. Wichtig zu wissen ist, dass alle diese Symptome wechselhaft sind und auch wieder verschwinden können. Werden diese Symptome medikamentös behandelt, muss man demnach alle 6 – 8 Wochen prüfen, ob die Störung noch vorhanden ist und demgemäß eine medikamentöse Behandlungsnotwendigkeit überhaupt noch besteht.

60 bis 70 % aller Erkrankten müssen in einem Heim untergebracht werden.

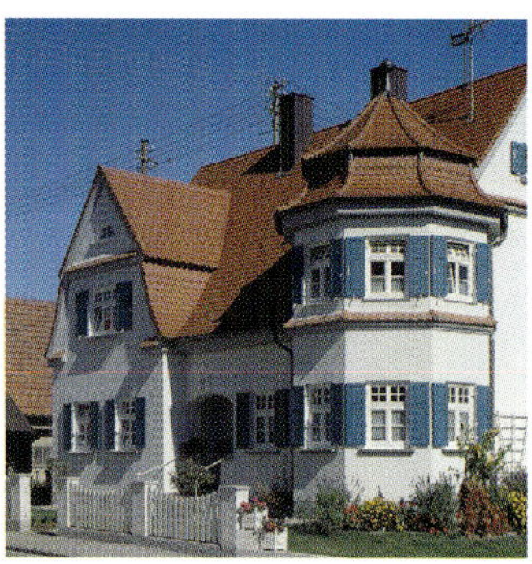

Am häufigsten dauern Unruhezustände an, am wenigsten ist mit allen anderen Symptomen auf Dauer zu rechnen.

Dauer der Krankheit

Die Alzheimer-Krankheit verkürzt das Leben. Durchschnittlich vergehen vom Zeitpunkt der Diagnose bis zum ungünstigen Ende 6 – 8 Jahre, nach einzelnen Studien auch weniger. Verschlechtert wird die Krankheitsaussicht beim männlichen Geschlecht durch eine niedrige Ausgangs-Gedächtnisleistung, durch höheres Alter und zusätzliche Herzleiden.

Das Problem der Unterbringung in Heimen

Je weiter die Krankheit fortschreitet, umso schwieriger wird die häusliche Betreuung. In einem Zeitraum von 5 Jahren müssen zwischen 60 und 70 % aller Erkrankten in einem Heim untergebracht werden. Rechnet man alle Patienten zusammen, ergibt sich bei 85 % aller Alzheimer-Patienten zu irgendeinem Zeitpunkt der Krankheit die Notwendigkeit zur Heimaufnahme.

Die Hinweise für die Notwendigkeit einer früheren Unterbringung der Patienten in einem Heim sind das Alleinleben des Patienten, eine niedrige Gedächtnisleistung und eine längere Erkrankungsdauer.

Studien zeigen, dass die Diagnose »Alzheimer« zu einem späten Zeitpunkt der geweblichen, biologischen Krankheitsentwicklung gestellt wird, sodass die Behandlung auf sehr ungünstige Voraussetzungen trifft.

Alzheimer-Patienten kontaktieren im Durchschnitt erst 3 – 4 Jahre nach dem Auftreten der ersten Symptome den Arzt.

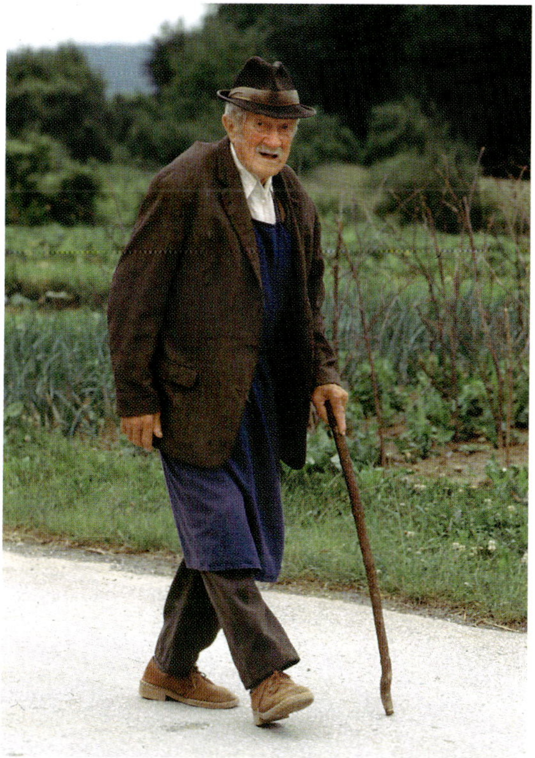

Die Unterscheidung von Alzheimer zu ähnlichen Krankheiten

Eine besonders große praktische Bedeutung hat die Erkennung von **Verwirrtheitszuständen** und **Depressionen,** da diese besonders bei Spitals- und Heimpatienten häufig vorkommen.
Verwirrtheitszustände bei älteren Menschen beginnen oft schleichend und können sich durch Wochen und Monate hinziehen. Typisch für diese Zustände sind Teilnahmslosigkeit und Verfolgungsideen.

Da diese Zustände gänzlich anders verlaufen als bei Kindern und jüngeren Erwachsenen, werden die Veränderungen oft nicht erkannt und behandelt. Häufige Gründe für Verwirrtheitszustände bei älteren Menschen sind Austrocknung, Infektionen der Bronchien und Harnwege, Unterzuckerung, Leber- und Nierenversagen, Funktionsstörungen der Schilddrüse und vor allem Medikamente mit einer so genannten »anticholinergen« Wirkung.

Nicht nur die bekannten »trizyklischen« Antidepressiva und gewisse Psychopharmaka können Verwirrtheitszustände auslösen, sondern auch Beruhigungsmittel vom Typ der »Benzodiazepine«, Narkosemittel und Mittel gegen überhöhte Magensäure (H2-Blocker).

Die Abgrenzung	von Demenz	und DEPRESSION
Beginn	allmählich	abrupt
Dauer	chronisch	in der Regel begrenzt
Psychische Vorgeschichte	nein	ja
Problembewusstsein	versteckt Probleme	zeigt Probleme
Antwortverhalten	bemüht sich	»ich weiß nicht«
Stimmung	schwankt täglich	relativ konstant
Verschlechterung der Denkleistung	stabil zunehmend	in der Regel wieder rückkehrend
Gedächtnisverlust	Kurzzeit, später auch Langzeit, nicht rückgängig	Kurzzeit und Langzeit rückgängig
Reihenfolge der Veränderung	Gedächtnisverlust zuerst	Depression zuerst
Verhalten	unsozial, nicht kooperativ	klagend-jammernd, konfus, desorientiert, Schlafstörung, Appetitmangel

Medikamente mit Wirkungen, die Verwirrtheitszustände auslösen können

- Trizyklische Antidepressiva
- Neuroleptika
- Benzodiazepine
- Narkosemittel
- H2-Blocker
- Akineton, Aleot, Artane, Atarax, Atrovent
- Buscopan, Cogentin, Coldistan,
- Dermodrin, Diligan, Ditropan, Gastrozepin

Wenn im Alter Verwirrtheitszustände vorkommen, sind sie in 70 % der Fälle mit einer noch nicht bekannten Demenz verknüpft. Demenz und Verwirrtheit können gleichzeitig auftreten und Demenz fördert das Aufkommen eines Verwirrtheitszustandes.

Wichtig ist auch das Erkennen einer **Depression.** Typisch für den depressiven Menschen ist, dass er seine (derzeit) schlechten Leistungen beklagt und mit seinen sonstigen Höchstleistungen vergleicht – alles, um sein negativ gefärbtes Selbstbild zu zeigen. Der Mensch mit Demenz dagegen neigt zum Bagatellisieren und zeigt im Spätstadium die Unfähigkeit zum Erkennen der Funktionsausfälle. Im Test zeigt der depressive Mensch wenig Motivation und nur eine geringe Bereitschaft, sich anzustrengen. Die Folge davon ist, dass in Gedächtnisaufgaben nicht das Beste erreicht wird.

Diagnostisch zu bedenken ist aber das Vorkommen einer Depression im Frühstadium einer Demenz. Schließlich kommen im höheren Alter sowohl Depressionen als auch Demenzen oft als häufige Alterskrankheiten gemeinsam vor.

Mit bis zu 20 % der Fälle stellen Demenzen durch Gefäßleiden die zweithäufigste Form.

Die Abgrenzung	von Demenz	und VERWIRRTHEIT
Beginn	allmählich	abrupt
Dauer	chronisch	Tage bis Wochen
Rückgängig	nein	ja
Orientierungsprobleme	später	früh
Symptome	relativ stabil	stark schwankend
Körperliche Veränderungen	wenig ausgeprägt	stark ausgeprägt
Bewusstseinstrübung	nein (außer Endstadium)	ja
Aufmerksamkeitsdauer	relativ normal	verkürzt
Schlaf-Wach-Rhythmus	Tag-Nacht-Umkehr	wechselt stündlich
Bewegungsablauf	erst spät betroffen	überaktiv bis fast bewegungslos

Diese Demenzen beginnen – im Gegensatz zum Alzheimer – ziemlich plötzlich im Rahmen eines Schlaganfalls.

Zusätzliche Andersartigkeiten sind Halbseitenlähmungen, Sprechverlust und anderes. Immer aber können Gefäßleiden des Gehirns mit einer Alzheimer-Krankheit als so genannte **»Mix-Demenz«** auftreten.

Andere Abnützungskrankheiten des Gehirns, die zu Demenz führen, sind:

- die Parkinson'sche Krankheit,
- die Lewy-Körperchen-Demenz,
- die frontotemporale Demenz und
- die Huntington'sche Krankheit.

Die Parkinson'sche und die Huntington'sche Krankheit haben typische Störungen des Bewegungsablaufes mit Gangstörung, Muskelzittern, Steifheit der Glieder, mangelnden Mitbewegungen und anderen Symptomen. Diese Störungen des Bewegungsablaufes gehen in typischer Weise der Gedächtnisstörung zeitlich voraus.

Zur frontotemporalen Demenz gehört auch die **Pick'sche Krankheit.** Diese zeigt sehr frühe Verhaltensauffälligkeiten, geringe Krankheitseinsicht, sehr frühe Sprachstörungen bei anfänglich noch erhaltener Gedächtnisleistung.

Die **Lewy-Körperchen-Demenz** ist eine fortschreitende Demenz. Davon betroffene Patienten leiden unter wiederkehrenden optischen Trugbildern, Parkinsonzittern und einem starken Wechsel des Aufmerksamkeitsgrades. Typischerweise sprechen diese Patienten gut auf Cholinesterasehemmer und sehr schlecht auf »Neuroleptika« an. Häufig kommen Stürze vor, »Kollapse« und die Patienten werden von Wahnideen geplagt.
In allen Fällen muss immer auch an das Vorliegen einer **alkoholisch bedingten Demenz** gedacht werden.

Selten ist die infektiös verursachte **Creutzfeld-Jakob-Demenz,** die durch »Prionen« ausgelöst wird. Typisch sind rasches Fortschreiten der Krankheit, Störungen des Bewegungsablaufes mit Muskelzuckungen und charakteristisches EEG (Hirnstrombild).

Unterscheidungsmerkmale von Alzheimer zu ähnlichen Krankheiten

Krankheit	Typische Symptome	Alzheimer-Krankheit
Depression	Detaillierte Beschwerden Bleibende schlechte Stimmung Gibt leicht auf Normale Orientierung und Sprache	Weniger bestimmte Beschwerden Weniger bleibende schlechte Stimmung Keine Verbesserung durch Ermutigung und Zeit
Parkinson	Störungen des Bewegungsablaufes, Zittern (mindestens 1 Jahr vor Gedächtnissymptomen)	Störungen des Bewegungsablaufes erst im Spätstadium Kein Parkinsonzittern
Lewy-Körperchen-Demenz	Typisch sind Wechsel von Symptomen, bildliche lebendige Halluzinationen Störungen des Bewegungsablaufes je nach Fall Oft beginnend mit Demenz	Typisches Auf und Ab Wechselnde Trugbilder Störungen des Bewegungsablaufes erst im Spätstadium
Frontotemporale Demenz	Verhaltens- oder Persönlichkeitsveränderung vor Demenz, frühe Sprachstörung, gutes Gedächtnis	Zuerst Gedächtnisstörung

Was ist die »depressive Pseudodemenz«?

Etwas mehr als 10 % der Patienten, die wegen einer vermeintlichen Alzheimer-Krankheit zur genaueren Untersuchung gelangen, leiden an einer nicht richtigen Demenz, also »Pseudodemenz«. Man versteht darunter geistige Abbauerscheinungen bei einer nichtorganisch bedingten Nervenkrankheit. Die bei weitem am häufigsten vorkommende Pseudodemenz ist die depressive Pseudodemenz. Viele alte depressive Patienten klagen über als sehr unangenehm wahrgenommene Gedächtnisstörungen, die durch die Angst vor Gedächtnisverlust (»Alzheimer«) verstärkt werden. Der Unterschied zum »echten« Alzheimer ist: Während depressive Patienten ihre Gedächtnisstörungen beklagen, leugnen Alzheimer-Patienten häufig ihre Gedächtnisstörung. Die sichere Unterscheidung zwischen Depression und Alzheimer gestaltet sich umso schwieriger, je älter der Patient ist und je milder die vermutete Demenz ist. Entscheidend ist nicht so sehr der Nachweis einer beginnenden Demenz, sondern der Nachweis einer Depression, weil dann die antidepressive Behandlung nicht nur die depressiven Symptome, sondern auch die begleitenden Gedächtnisstörungen bessern kann.

Je sicherer spezielle Hinweise auf eine andere Ursache der Demenz ausgeschlossen werden können, desto sicherer wird die Alzheimer-Diagnose.

Diagnosemerkmale für eine »wahrscheinliche Alzheimer-Krankheit«

- Durch ärztliche Untersuchung diagnostizierte Demenz mit Mini-Mental-Status sowie durch weitere psychologische Tests
- Mängel in mindestens zwei Gedächtnisleistungen, fortschreitende Verschlechterung der Gedächtnisleistung
- Keine Bewusstseinstrübung
- Auftreten zwischen 40 und 90 Jahren, am häufigsten mit über 65 Jahren
- Ausschluss anderer allgemeiner oder Gehirnkrankheiten, die direkt oder indirekt für die fortschreitenden Ausfälle der Gedächtnisfunktionen verantwortlich sein könnten

Die Diagnose einer »wahrscheinlichen Alzheimer-Krankheit« wird zusätzlich gestützt durch

- Fortschreitende Verschlechterung in Sprache, Bewegung und Wahrnehmung

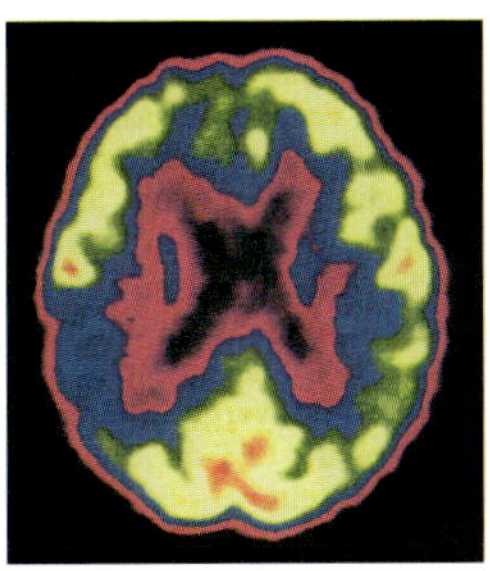

Helle Farben geben eine hohe Glukoseaufnahme, dunkle entsprechend niedrige Werte wieder.

Die »PET«-Untersuchung ist bei der Alzheimer-Diagnose ein Befund, der nur die Wahrscheinlichkeit des Vorliegens der Krankheit stützt.

- Beeinträchtigung der täglichen Aktivitäten und Verhaltensänderungen
- Fälle in der Familie
- Unauffällige Untersuchung der Gehirnflüssigkeit (Liquor)
- EEG unauffällig oder untypische Veränderung
- Fortschreitende Schrumpfung des Gehirns in wiederholten Untersuchungen des Gehirns mit CT und MR

Weitere unterstützende Befunde, wenn andere Demenzursachen ausgeschlossen sind

- Vorübergehend gleich bleibender Krankheitsverlauf ohne Krankheitsfortschritt
- Begleitsymptome von Depression, Schlaflosigkeit, Blasen-Darm-Schwäche, Wahnvorstellungen, Trugbilder
- Plötzliche Gefühlsausbrüche, Entgleisungen
- Sexuelle Störungen
- Gewichtsverlust
- Störungen der Körperbewegungen, Krämpfe, Zuckungen
- Krampfanfälle in fortgeschrittenen Stadien
- MRT und CT des Gehirns unauffällig für das Alter

Folgende Symptome lassen an der Diagnose einer »wahrscheinlichen Alzheimer-Krankheit« zweifeln

- Plötzliches, »schlagartiges« Auftreten
- Nervenausfälle wie Halbseitenlähmung, Empfindungsstörungen, Einschränkungen des Gesichtsfeldes, Störungen des Bewegungsablaufes im frühen Krankheitsstadium
- Krampfanfälle oder Gangstörungen in der Anfangsphase der Krankheit

Behandlung

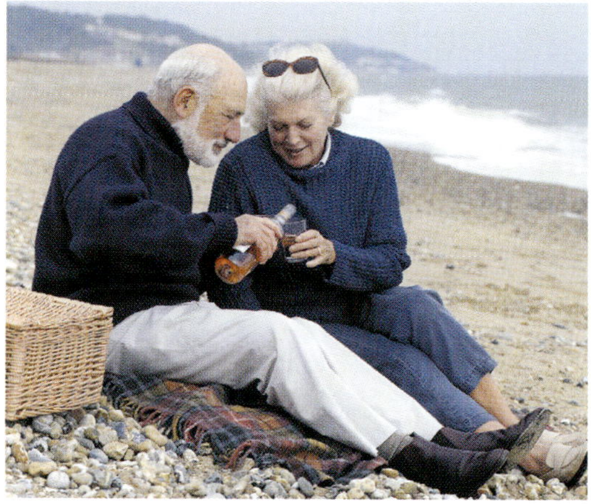

Für die Lebensgestaltung der betroffenen Patienten und ihrer Angehörigen ist die menschliche Qualität der Behandlung entscheidend, also die Zuwendung auf verschiedenen Ebenen. Erst nach dem »psychosozialen« Therapieplan kommt die Behandlung mit Medikamenten. Neben den die Symptome bekämpfenden Medikamenten ist immer dafür Sorge zu tragen, dass den pflegenden Personen ausreichend Hilfe zukommt. Dies gelingt durch Selbsthilfegruppen und durch das ärztliche Gespräch. Informationsschriften und Bücher über das Thema können hilfreich sein.

Ein wissenschaftlich belegtes Ansprechen der Symptome auf die Behandlung, eine günstige Verlaufsbeeinflussung, eine spätere Heimeinweisung und möglicherweise vorbeugende Maßnahmen zeigen, dass wir der Krankheit nicht hilflos ausgeliefert sind. Die früher noch alltägliche Schicksalsergebenheit weicht – bei aller Vorsicht – zunehmend einem kritischen Mut zur aktiven Behandlung.

Wirtschaftliche Berechnungen zeigen, dass unsere Behandlungen zwar die Kosten in die Höhe treiben, durch eine spätere Heimeinweisung aber unser Sozialbudget entlasten und vor allem die Lebensqualität von Patient und Betreuer steigern. Wichtig dafür ist auch die veränderte Sichtweise der Rolle der Angehörigen als Informationsquelle in der Diagnose und als Säule in der Behandlung.

Die Behandlung umfasst ja nicht nur »Pillen«, sondern eine Fülle an psychologischen und psychosozialen Maßnahmen. An erster Stelle steht dabei die Sicherung der Diagnose.

Bis vor kurzem war die Diagnose der Alzheimer-Krankheit eine reine Ausschlussdiagnose – dies ist heute nicht mehr wie im früheren Ausmaß der Fall. Dennoch sollte das Vorliegen anderer Erkrankungen, die im Alter vorkommen und vergleichbare Symptome erzeugen, ausgeschlossen werden.

Zu solchen Krankheiten zählen – wie schon mehrmals erwähnt – Depressionen, Störungen der Schilddrüsenfunktion, Syphilis, die HIV-Infektion, Vitamin-B_{12}-Mangel und bestimmte Formen des Wasserkopfes (Hydrocephalus).

Bei der Alzheimer-Krankheit gehen Nervenzellen und Nervenzellverbindungen zugrunde, die nicht wiederhergestellt werden können. Aus diesem Grund ist eine Heilung nicht möglich. Wirksame und hilfreiche Behandlungsmöglichkeiten gibt es aber trotzdem, die dazu beitragen können, die Lebensqualität der Betroffenen und ihrer Angehörigen zu verbessern. Dazu gehören

- Medikamente,
- bestimmte psychologische Verfahren und
- die Anpassung der äußeren Lebensumstände.

Medikamente

Mit den zur Verfügung stehenden Medikamenten kann man den Betroffenen helfen und den Angehörigen die Betreuung erleichtern.

So lassen sich mit Medikamenten psychische Leistungen wie Gedächtnis, Aufmerksamkeit und Konzentration steigern. Zumindest für einen gewissen Zeitraum werden dadurch die Folgen der Gehirnschädigung ausgeglichen. Medikamente tragen dazu bei, das Eintreten einer hochgradigen Pflegebedürftigkeit erheblich hinauszuzögern. Teilweise oder ganz behebbar sind Begleitsymptome wie gedrückte Stimmung, Aggressivität oder Unruhe.

Medikamente zur Steigerung der geistigen Leistungsfähigkeit

Eine wichtige Folge des Untergangs von Nervenzellen in bestimmten Abschnitten des Gehirns ist, dass ein hochgradiger Mangel am Botenstoff Acetylcholin entsteht. Eine Gruppe von neuen Medikamenten, die »Acetylcholinesterasehemmer«, kann diesen Mangel zumindest teilweise ausgleichen. Dadurch wird die Informationsverarbeitung im Gehirn in gewissen Grenzen wiederhergestellt. Es kommt zu einer Verbesserung der Gedächtnisleistung und der Konzentrationsfähigkeit.

Wirksamkeit, Verträglichkeit und Sicherheit der Acetylcholinesterasehemmer sind sehr eingehend erforscht. Mit diesen Mitteln kann mehr erreicht werden als eine Steigerung gewisser geistiger Leistungen. Die Behandlung mit Acetylcholinesterasehemmern führt dazu, dass Alltagsfähigkeiten weniger rasch verloren gehen als bei unbehandelten Patienten und dass eine hochgradige Pflegebedürftigkeit erheblich später eintritt. Dadurch können die Patienten länger ein selbständiges Leben führen.

Medikamente zur Behebung von Begleitsymptomen

So genannte Begleitsymptome wie niedergeschlagene Stimmung, Ängstlichkeit, Aggressivität, Unruhe, Schlaflosigkeit, Wahngedanken oder Sinnestäuschungen können durch Medikamente wesentlich gemildert oder sogar völlig behoben werden. Sehr wichtig ist die sachgemäße Verwendung solcher Mittel, denn sie können bei nicht richtigem Gebrauch mehr Schaden als Nutzen anrichten. Falsch angewendet, können sie die geistige Leistungsfähigkeit einschränken, Verwirrtheitszustände hervorrufen, die Beweglichkeit hemmen, Stürze provozieren, Krampfanfälle auslösen oder die Blasenfunktion beeinträchtigen.

Zur Anwendung kommen

- Mittel zur Stimmungsaufhellung (Antidepressiva),
- Mittel gegen Unruhe, Wahngedanken und Sinnestäuschungen (Neuroleptika),
- angstlösende Medikamente (Anxiolytika) und
- Substanzen zur Erleichterung der Beweglichkeit (Anti-Parkinson-Mittel).

Soweit es irgendwie möglich ist, soll der Patient nicht ruhig gestellt werden, damit er die Dinge oder Menschen, an die er sich noch erinnert, erleben kann.

Psychologische Behandlungsverfahren

Das Zusammenleben in der Familie wird für den fortgeschrittenen Alzheimer-Patienten sehr kompliziert. Gründe dafür sind die Einschränkungen der geistigen Leistungsfähigkeit, Begleitsymptome, die zunehmende Unselbständigkeit und Hilfsbedürftigkeit. An der Tagesordnung sind Missverständnisse, unfruchtbare Auseinandersetzungen und wenig hilfreiche Gefühlsreaktionen.

Es gilt, einige **Grundregeln** zu beachten:

- Anerkennen Sie die Sichtweise des Patienten als für ihn gültig an.
- Vermeiden Sie fruchtlose Diskussionen.
- Lenken Sie ihn ab anstatt zu konfrontieren.
- Nutzen Sie nichtsprachliche Verständigungsmöglichkeiten.
- Erkennen und verstärken Sie verbliebene Fähigkeiten.

Das bereits länger bekannte »Gehirn-Jogging«, also ein Training des Gedächtnisses oder der Konzentrationsfähigkeit, ist beim Alzheimer-Patienten weitgehend erfolglos. Der Grund für die Erfolglosigkeit liegt im Wesensmerkmal der Alzheimer-Krankheit: der Unfähigkeit zu lernen. Das Training von Gedächtnis oder Konzentration zielt aber darauf ab, neue Merkstrategien zu erlernen.

Gerade diese Lernleistung ist aber dem Alzheimer-Patienten nicht möglich. Leitet man den Alzheimer-Patienten aber dennoch zu Gehirn-Jogging an, führt man dem Patienten nur seine Mängel vor Augen und wird nur Enttäuschung oder Ärger ernten. Zu einer Verbesserung der Alltagsbewältigung kommt es in keinem Fall.

Behandlungsplan für leichte und mittelschwere Fälle

Leichte Form

- Mängel und Defizite erkennen und verbliebene Fähigkeiten nutzen
- Unmittelbare Lebensumgebung anpassen
- Fahrtüchtigkeit überprüfen
- Finanzielle und testamentarische Fragen ansprechen und planen
- Begleitende seelische Störungen erkennen und eventuell behandeln
- Medikamentöse Behandlung mit Cholinesterasehemmern beginnen

Mittlere Form

- Überwachung im persönlichen Umfeld und Haushalt intensivieren
- Achtung: Teilnahme am Straßenverkehr mit dem Fahrzeug (Auto, Mofa, Rad etc.) nicht mehr möglich
- Vermehrte Beratung in finanziellen Fragen
- Eventuelle Beratung anregen und Unterbringungsfragen klären
- Begleitende seelische Störungen erkennen und eventuell behandeln
- Medikamentöse Behandlung mit Cholinesterasehemmern beginnen oder fortsetzen

Verfahren zur geistigen Aktivierung des Alzheimer-Patienten greifen auf Fähigkeiten zurück, die von der Krankheit selbst weniger stark berührt werden als die Speicherung neuer Information. Dazu zählen der Erinnerungsschatz, der Sinn für das Schöne, der Humor, die Liebe zur Musik und manche praktische Fähigkeiten. Werden diese Fähigkeiten genutzt, ist es möglich, die Lebenszufriedenheit der Patienten zu steigern.

Medikamentöse Behandlung

Das Beenden des zugrunde liegenden krankhaften Prozesses einer Alzheimer-Krankheit ist zur Zeit nicht möglich. Die Behandlung der verminderten Gedächtnisleistung bei Alzheimerscher Erkrankung ist jedoch zur Zeit bereits teilweise möglich und kann so wahrscheinlich auch den Krankheitsfortschritt günstig beeinflussen.

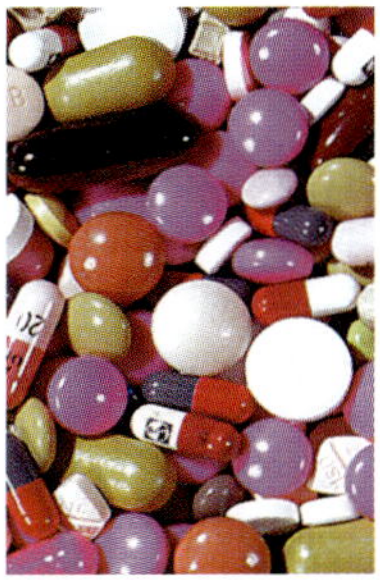

In den letzten Jahren wurde eine Vielzahl von verschiedensten Substanzen zur Behandlung der Alzheimer-Krankheit eingesetzt. Dazu zählen die so genannten »Acetylcholinesterase-Hemmer«, Mittel gegen freie Radikale wie Vitamin E, entzündungshemmende Wirkstoffe, Hormone wie Östrogene, Selegilin, gefäßaktive Stoffe und der Extrakt des Ginkgobaumes »Ginkgo biloba«. Die überzeugendsten Ergebnisse wurden dabei bisher mit den Cholinesterasehemmern erzielt. Eine Heilung der Erkrankung ist dennoch nicht in Sicht. Keine Rede ist aber auch davon, dass man gegen die Krankheit medikamentös nichts tun könnte.

Von Anfang an gestützt wurde die Behandlung mit Cholinesterasehemmern durch die seit Ende der 70er Jahre bekannte Beobachtung, dass im Gehirn von Alzheimer-Kranken der Gehalt an Cholinesterase dramatisch vermindert ist.

Ziele der Behandlung sind heute

- die Besserung von Verhaltensstörungen und geistigen Fehlleistungen,
- die Verlangsamung des Hirnabbaus,
- die Sicherheit des Patienten und
- die Berücksichtigung der Bedürfnisse seiner Betreuungspersonen und somit
- die Verbesserung seiner Lebensqualität.

Grundlage dafür ist eine rasche und genaue Diagnosestellung, die Miteinbeziehung, Unterstützung und Aufklärung der Betreuungspersonen, die regelmäßige Einschätzung von Hirnleistung und Verhalten und der gleichrangige Einsatz von medikamentöser und nichtmedikamentöser Behandlung.

Extrem wichtig – wie immer wieder betont – ist die frühe Diagnosestellung. Zum einen kann auf mögliche Begleitsymptome wie Depressionen oder Missbrauch mit Medikamenten eingegangen werden, zum anderen kann das Umfeld des Patienten in Bezug auf Sicherheit und Betreuung frühzeitig angepasst werden. Patienten mit Alzheimer haben ein Recht darauf, zu einem Zeitpunkt behandelt zu werden, zu dem noch kein ausgedehnter Untergang von Hirnzellen eingetreten ist.
Alle gegen Alzheimer eingesetzten Medikamente werden fortlaufend streng **geprüft.**

Gefordert werden von den Medikamenten

- ein Wirksamkeitsnachweis im Hinblick auf Gedächtnisleistung, Alltagsaktivität und Gesamtbefinden und
- eine Überprüfungsdauer von mindestens 6 Monaten.

Diese Erfordernisse werden von der Arzneigruppe der so genannten »Acetylcholinesterasehemmer« erfüllt. Überprüft wurden die Mittel bei leichter bis mittelschwerer Alzheimer-Krankheit. Neue – derzeit noch nicht zugelassene – Mittel befinden sich in der Erprobungs-»Warteschleife«.

Die **Wirkung** der derzeit eingesetzten Cholinesterasehemmer scheint weitgehend gleich zu sein. Erwartet werden kann eine **Hemmung des Krankheitsfortschritts** um 9 – 12 Monate.

Diese Behandlungsform ist rein **krankheitsmildernd** (»palliativ«) und hat keinen Einfluss auf das biologische Fortschreiten der Krankheit. Ein relativ häufiges Nichtansprechen auf die Behandlung erfordert eine genaue ärztliche Beobachtung und viele Kontrollen. Die Umstellung auf ein anderes Mittel ist gerechtfertigt, wenn keinerlei Erfolg zu sehen ist.

Bei Alzheimer kommt es zur Einlagerung von **»Amyloid«** und zum Zugrundegehen von Nervenfasern, hauptsächlich im Schläfen- und Scheitellappen des Gehirns. Folgen sind Störungen des Gehirnstoffwechsels und der Ausschüttung von Nervenüberträgerstoffen, den **»Neurotransmittern«.** Die Amyloid genannten krankhaften Eiweißablagerungen sind die ersten Veränderungen, die wiederum entzündliche Prozesse und die Entstehung freier, giftiger Radikale hervorrufen. Dies fördert weiter den Untergang der Hirnzellen.

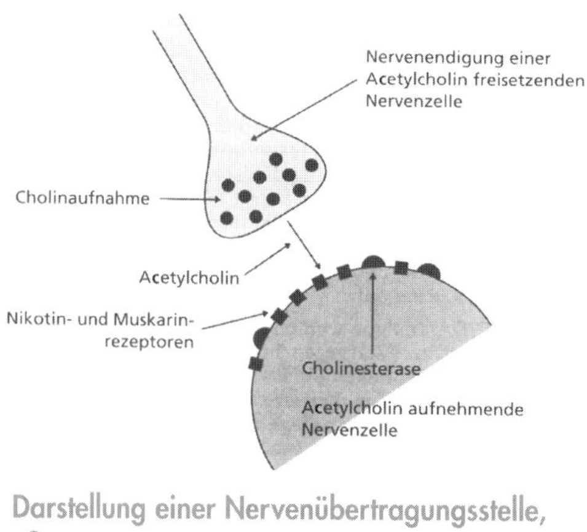

Darstellung einer Nervenübertragungsstelle, »Synapse«.

Man weiß mittlerweile, dass der Beginn der Alzheimer-Krankheit mit einem deutlichen Verlust an »cholinerger« Tätigkeit in der Hirnrinde und in unter der Hirnrinde liegenden Gehirnbezirken einhergeht. Der Stoff **»Acetylcholin«** ist als Nervenüberträgerstoff, als »Neurotransmitter« für das Gedächtnis und weitere Funktionen, von entscheidender Wichtigkeit. Bestimmte Nervenzellen in Kerngebieten des Vorderhirns und des Hippocampus spielen eine wesentliche Rolle für die Aufmerksamkeit, für das Arbeitsgedächtnis und für die Fähigkeit, Gelerntes anzuwenden. Gerade diese Acetylcholin erzeugenden Nervenzellen gehen zu Beginn der Alzheimer-Erkrankung zugrunde. Im System der Nervenübertragung durch Acetylcholin gibt es 2 große Untergruppen, das so genannte **»nikotinerge«** und das **»muskarinerge«** System. Vor allem das muskarinerge System wird durch Alzheimer in der Funktion beeinträchtigt. Neueste Studien weisen darauf hin, dass durch eine länger dauernde Einnahme von Cholinesterasehemmern das Ungleichgewicht zwischen den beiden Systemen wieder ausgeglichen wird.

Cholinesterasehemmer erhöhen kurzfristig die Konzentration von Acetylcholin im Gehirn durch eine Hemmung der Aktivität der Enzyme Acetylcholinesterase und Butyrylcholinesterase, die für die Spaltung des Acetylcholins verantwortlich sind.

Acetylcholinesterase wird von den **Gliazellen** des Gehirns gebildet und freigesetzt und ist

das spezifische Enzym für die Inaktivierung des Acetylcholins im Gehirn. Butyrylcholinesterase ist ein Enzym, das unter normalen Bedingungen nicht in den Stoffwechsel von Acetylcholin eingebunden ist, es scheint jedoch bei der Anlagerung von Amyloid in die senilen Plaques und an deren Giftigkeit beteiligt zu sein.
Durch die Einführung der Cholinesterasehemmer sind Besserungen der geistigen Abbauerscheinungen mit einer Verzögerung des Krankheitsfortschritts möglich geworden.

Die Notwendigkeit der Langzeitpflege kann durch die Behandlung mit Cholinesterasehemmern um über 1 Jahr verzögert werden.

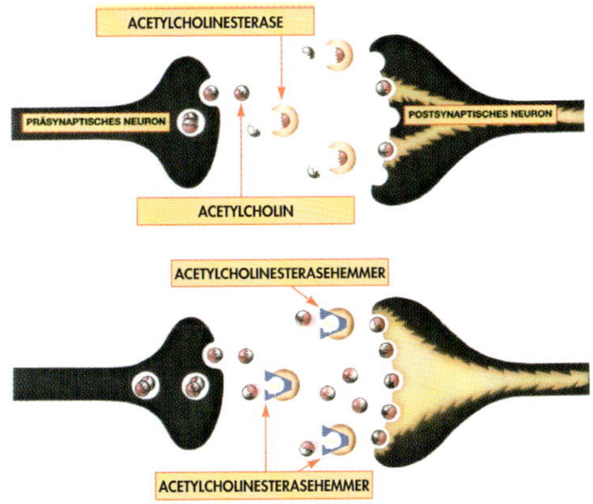

Die Hemmung der Acetylcholinesterase steigert die Konzentration und die Wirkungsdauer des Acetylcholins im »synaptischen« Spalt. Die »cholinerge« Hypothese der Alzheimer-Krankheit besagt, dass der typische Verlust an Gedächtnisleistung mit einer verminderten Übertragung an Nervenüberträgerstoffen in der Hirnrinde zusammenhängt. Demgemäß kann die Verbesserung der Signalübertragung die Gedächtnisleistung steigern.

Bei Alzheimer geht ein krankhafter Prozess vor sich, der zum **Untergang von Nervenzellen,** von Verbindungen zwischen Nervenzellen und von Nervenüberträgerstellen führt. Insgesamt tritt ein **Mangel an Nervenüberträgern** auf.

Die **Reihenfolge der Nervenschädigung** und des Abfalls der Überträgerstoffe ist nicht vorhersehbar und daraus ergeben sich weitere Überlegungen:

- Es ist nicht sicher, durch Ersatz eines einzelnen Überträgerstoffs eine erkennbare Besserung der Nervenfunktion zu erreichen.
- Die Wirkung eines Ersatzes des Überträgerstoffes lässt sich nicht voraussagen.
- Wird ein Cholinesterasehemmer verabreicht, ist eine Wirkung nur dann zu erwarten, wenn
  - der Stoff Acetylcholin in ausreichender Menge erzeugt und freigesetzt wird. Diese Voraussetzung ist nicht gegeben bei Schädigung jener vor dem Nervenspalt liegenden Nervenendigungen, die für Acetylcholin »zuständig« sind,
  - die Cholinesterasehemmung stattfindet. Diese Voraussetzung ist nicht erfüllt, wenn sich im Nervenspalt Amyloidablagerungen befinden und
  - die Nervenfühler (Rezeptoren) für Muscarin und Nikotin funktionsfähig sind. Bei einer zugrunde gegangenen Nervenzelle ist diese Voraussetzung nicht erfüllt.

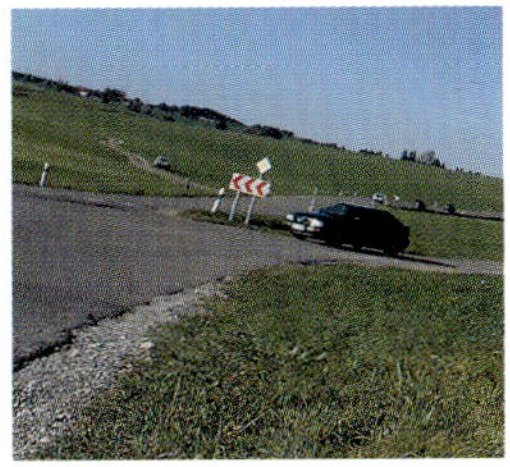

Die genannten Mangelzustände betreffen eine Vielzahl an Nervenüberträgerstoffen. Der Mangelzustand eines einzelnen Nervenüberträgerstoffes beruht auf einem Versagen, das von vielen Genen herbeigeführt wird. Daher wird sich ein Ansatz der genetischen »Manipulation« zur Behebung des Überträgerstoff-Mangels bei Alzheimer sehr schwer gestalten.

Auch die Anwendung von Nerventransplantaten bei Alzheimer zum Zwecke eines Überträgerstoff-Ersatzes liegt noch in ferner Zukunft.

Die weltweit geltende abgesicherte Behandlung mit Cholinesterasehemmern wirkt wahrscheinlich nur auf die Symptome. Cholinesterasehemmer wie Aricept, Cognex, Exelon oder Nivalin verbessern sowohl die Gedächtnisleistung als auch die Symptome Wahn, Trugbild und Teilnahmslosigkeit.
Eine dieser 4 Substanzen werden Patienten mit leichter oder mäßiger Demenz verordnet.

Cognex führt bei vielen Patienten zu einer Besserung der Gedächtnisstörungen, wird aber von etwa 30 % der Patienten wegen Übelkeit, Erbrechen und/oder einer deutlichen (nach Absetzen des Mittels rückläufigen) Erhöhung der Leberwerte nicht vertragen.

Aricept und Exelon führen ebenso zu einer **Besserung der Gedächtnisleistung,** verursachen aber weniger Nebenwirkungen im Magen-Darm-Trakt und führen zu keiner Erhöhung der Leberwerte. Nivalin wirkt ähnlich, ist aber bisher noch weniger gut untersucht.

Die an großen Patientenzahlen geprüften Cholinesterasehemmer zeigen in der Standarddosierung nach 24 Wochen im Vergleich zu einem Placebo deutlich bessere Werte in einer Skala, die vor allem die Denkleistung beurteilt.

Der **Behandlungserfolg** ist dabei bereits nach **6 Wochen** zu erheben. In Langzeitbeobachtungen konnte man einen anhaltenden positiven Effekt im Vergleich zum erwarteten Verlauf von unbehandelten Patienten nachweisen. Unter der Behandlung wurde erst nach einem 3/4 Jahr das Denkleistungsniveau, das vor Beginn der Erkrankung bestand, auf Grund des Fortschreitens der Erkrankung, unterschritten. Dies ist wertvolle gewonnene Zeit für den Patienten und den pflegenden Angehörigen. Auch eine **mehrjährige Behandlung** mit diesem fest in der Therapie verankerten Mittel wird von den Patienten gut vertragen und es sind keine neuen, bisher nicht bekannten Nebenwirkungen aufgetreten.
Es genügt die **tägliche Einmaleinnahme**. Besonders für ältere Patienten mit Störungen der Merkfähigkeit ist dies durchaus ein Vorteil.

Obwohl die Cholinesterasehemmer den Krankheitsverlauf über ca.1 Jahr stabilisieren können, dürften sie – leider – nicht wirklich in das Krankheitsgeschehen eingreifen.

Auch die speziell gegen die psychiatrischen Symptome eingesetzten Medikamente, wie etwa Risperdal, auf den Serotoninstoffwechsel wirkende Antidepressiva sowie Antiepileptika wirken rein auf die Symptome und beeinflussen nicht den Krankheitsprozess.

Nebenwirkungen der Behandlung mit Cholinesterasehemmern

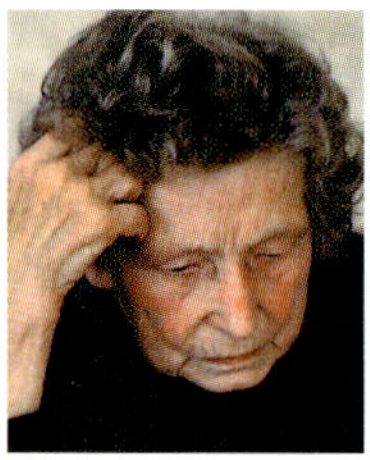

- Durchfall
- Muskelkrämpfe
- Müdigkeit
- Übelkeit und Erbrechen
- Appetitlosigkeit
- Bauchschmerzen
- Kopfschmerzen
- Schwindel
- Selten: Verlangsamung des Herzschlags

Die typischen **Nebenwirkungen** eines Cholinesterasehemmers sind in wechselnder Ausprägung zu beobachten. Fallweise zu rechnen ist mit Durchfall, Muskelkrämpfen, Müdigkeit, Übelkeit und Erbrechen. Selten kommt es auch zu einer Verlangsamung des Herzschlags, besonders bei Patienten mit schon vorgeschädigtem Herzen.

In Österreich im Handel befindliche Medikamente mit beschriebenen oder behaupteten Wirkungen bei Alzheimer-Krankheit

Medikament	Mögliche Nebenwirkungen
Cerebrolysin	Überempfindlichkeitsreaktionen
Co-Dergocrin	Unterblutdruck, Schwindel
ARICEPT	Schwindel, Übelkeit, Brechreiz
NIVALIN	Schwindel, niedriger Puls, Übelkeit, Erbrechen
Tebofortan,Tebonin	Magenbeschwerden, Kopfschmerzen, Schwindel
Indocid	Magen-Darm-Beschwerden
Hydergin, Ergotop, Nicergolin, Sermion	Schwindel, Unterblutdruck, Benommenheit, Schlaflosigkeit
Nimotop	Unterblutdruck, Unruhe, Rastlosigkeit
Östrogene	Mögliche Förderung von Gebärmutter- und Brustkrebs
Cerebryl	Unruhe, Aggressivität, gesteigerter sexueller Antrieb
Nootropil, Pirabene, Pyritinol	Appetitlosigkeit, Übelkeit
EXELON	Übelkeit, Erbrechen, Schwindel, Kopfschmerzen
COGNEX	Leberschäden, Übelkeit, Bauchbeschwerden, Herzklopfen
Amboneural, Cognitiv, Jumex	Muskelstörungen, Unterblutdruck, Verwirrtheit
Vitamin E	Keine

Die Impfung gegen Alzheimer

Eine der wohl aufregendsten Untersuchungen der letzten Jahre ist die Impfung von Mäusen mit A-beta42. Die jungen Mäuse wurden durch die Impfung praktisch vollständig vor der Entwicklung von Plaque geschützt, bei den älteren Tieren wurde eine Verminderung bereits vorhandener krankhafter Prozesse und eine Verzögerung des Krankheitsfortschritts erzielt.
In der medikamentösen Behandlung sind neue Acetylcholinesterasehemmer und eventuell die zusätzliche Gabe von Vitamin E als Mittel der ersten Wahl anzusehen. Behandlungsformen, die sich an der Ursache orientieren und vom derzeitigen nur krankheitsmildernden, nicht heilenden Ansatz wegführen, sind in Entwicklung.

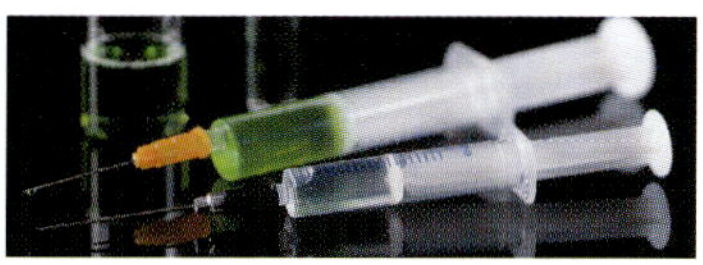

Eine ideale medikamentöse Behandlung müsste am eigentlichen Krankheitsgeschehen angreifen. Derzeit aber sind die ursprünglichen Verursacher der Krankheit nicht bekannt, weshalb eine ursächliche Behandlung auch noch nicht in Sicht ist. Man muss sich daher auf eine Therapie beschränken, welche die Krankheit langsamer voranschreiten lässt, dämpft und beruhigt. Durch die derzeit gehandhabte Behandlung gelingt es zumindest, den betroffenen Patienten das längere Verbleiben in ihrer gewohnten Alltagsumgebung zu ermöglichen.

Ausblick

Zwischen der Entdeckung des cholinergen Mangels bei Alzheimer und dem Einsatz »cholinerger« Stoffe sind über 20 Jahre vergangen. Die im Vergleich zum DOPAMIN-Effekt bei der Parkinsonkrankheit eher enttäuschende Wirkung von Acetylcholinesterase-Hemmern mag eine Erklärung darin finden, dass bei Alzheimer verschiedene Nervenüberträgersysteme betroffen sind.

Die Zukunft könnte in einer Kombination von Stoffen liegen, welche auf unterschiedliche Überträgersysteme wirken.

Die Veränderungen in den Nervenüberträgersystemen bei Alzheimer lassen die Entwicklung nervenschützender Substanzen denkbar erscheinen.

Durch entsprechende Untersuchungstechniken können Veränderungen einzelner Überträgersysteme auch in Zukunft diagnostisch genutzt werden.

Eventuell unterstützend wirkende Medikamente – was ist davon zu halten?

Medikamente, die diesbezüglich unterstützend wirken, sind vor allem entzündungshemmende **Antirheumatika, Vitamin E, Amboneural** (bzw. Cognitiv, Jumex) und das weibliche Hormon **Östrogen.** Insgesamt ist bis dato aber eine sichere Aussage über den Nutzen solcher Mittel nicht möglich.

Vitamin E

Zellschädigungen verursachen in der Zelle »freien« Sauerstoff, die so genannten »Sauerstoffradikale«. Diese freien Radikale greifen Eiweißstrukturen und Zellfette an und können im Endeffekt den Zelltod herbeiführen. Die zellgiftigen Folgen der Wirkung von Sauerstoffradikalen werden als **»oxidativer Stress«** bezeichnet.
Im Gehirn von Alzheimer-Patienten wurden freie Sauerstoffradikale nachgewiesen. Auch ist »Amyloid« selbst befähigt, freie Radikale zu erzeugen. Es ist bisher jedoch keine nervengiftige Wirkung von Sauerstoffradikalen nachgewiesen worden. Daher ist anzunehmen, dass Mittel gegen Sauerstoffradikale – wie etwa **Vitamin E** – so genannte »Antioxidantien« keine sichere Wirksamkeit gegen Alzheimer haben.

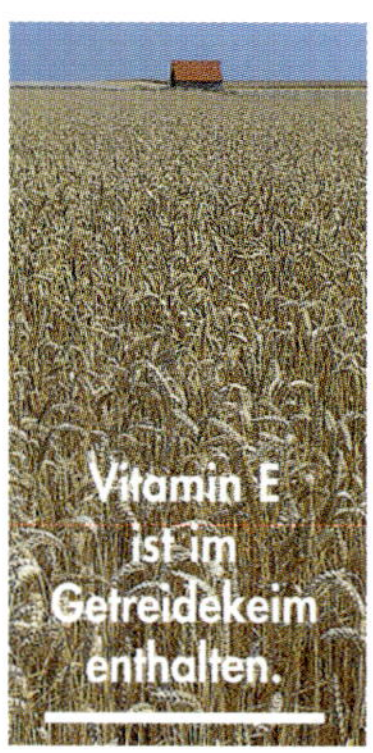

Vitamin E ist im Getreidekeim enthalten.

Mutterkorn-Präparate

Mutterkorn-Präparate wie Hydergin, Ergotop, Nicergolin und Sermion sind nicht die erste Wahl bei Gedächtnisstörungen durch Alzheimer, sie können aber bei gefäßbedingter Demenz von Nutzen sein.
Dasselbe gilt für die »Gehirnmittel« Cerebryl, Nootropil und Pirabene. Von diesen 3 Medikamenten ist aber bekannt, dass sie im fortgeschrittenen Stadium des Patienten Unruhe und Schlafstörungen fördern, sodass diese Mittel – wenn überhaupt – nur im frühen Stadium von Alzheimer gegeben werden sollten.

Östrogen

Zwei Drittel der Alzheimer-Patienten sind Frauen. Die Frage eines Behandlungserfolges mit dem weiblichen Hormon Östrogen stellt sich daher von selbst. Untersuchungen zeigen, dass eine Östrogen-Behandlung als vorbeugende Maßnahme gegen Alzheimer in 60 % erfolgreich war.
Bisherige Studien zum Nutzen einer Östrogenbehandlung geben Hinweise darauf, dass Östrogene das

Auftreten der Alzheimer-Symptome hinauszögern und dass sie das Risiko einer geistigen Beeinträchtigung vermindern können.
Auf Grund der vielen Krankheitsursachen ist es unwahrscheinlich, dass Östrogene bei allen Frauen die gleiche Wirksamkeit haben. Aus diesem Grund und wegen der möglichen Nebenwirkungen (Auslösung eines Brust- oder Gebärmutterkrebses) müssen weitere Forschungen abgewartet werden, bevor ein routinemäßiger Hormonersatz mit Östrogenen in Betracht gezogen werden kann.
Der positive Wirkmechanismus von Östrogenen besteht wahrscheinlich in einer Förderung von Nervenwachstumsfaktoren.

Antirheumatika

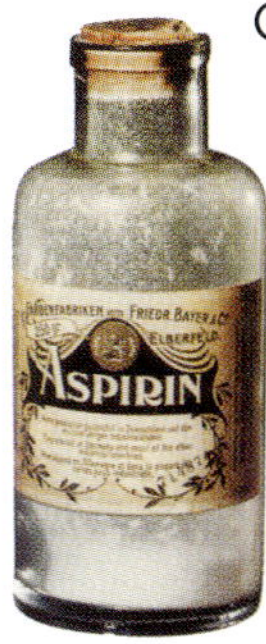

Viele Befunde stützen die Vermutung, dass entzündliche Vorgänge in der Krankheitsentstehung eine Rolle spielen könnten. So sind etwa bei Alzheimer entzündlich bedingte Eiweißprodukte im Blut erhöht und als Beläge in den Nervenfasern nachzuweisen. Möglich ist allerdings auch, dass diese Entzündungsprodukte nur eine Folge von geschädigten und zugrunde gegangen Nervenzellen sein können. Bisherige Erfahrungen weisen auf die schützende Rolle einer entzündlich-rheumatischen Arthritis sowie einer Behandlung mit antirheumatisch wirkenden Substanzen bei Alzheimer hin.

Glutamat

In bestimmten Zellverbänden des Gehirns ist Glutamat der wichtigste Nervenüberträgerstoff.
Fallweise ungünstige, giftig wirkende Einflüsse des Stoffes »Glutamat« spielen bei Alzheimer nur eine geringe Rolle. Die Konzentration von Glutamat im Nervengewebe ist bei Alzheimer-Patienten eher niedriger als bei Gesunden.
Nur bei Hirninfarkten und Hirnblutungen gelangt Glutamat in größeren Mengen in den Nervenspalt, wodurch Kalzium in die Nervenzelle fließt. Auch in dieser Situation ist der Körper zur Selbstregulation und Abpufferung fähig. Daraus ergibt sich, dass in »puren« Fällen von Alzheimer, also ohne gefäßbedingte Hirnschädigung, die Behandlung mit Kalzium-Gegenspielern (Kalziumantagonisten) keinen Behandlungserfolg erwarten lässt.

Gentherapie

Bei der Alzheimer-Krankheit spielen viele Gene eine krankmachende Rolle. Es handelt sich dabei um veränderte (= mutierte) Gene, die zum Beispiel für die übermäßige Produktion von Amyloid verantwortlich sind, und um Gene, die zwar nicht verändert, nicht mutiert sind, aber ihre Funktion teilweise verloren haben.
Die mutierten Gene müssten ausgetauscht werden, dagegen reicht bei Genen mit verminderter Funktion die Zugabe des »Wildtyps« des Gens.
Nervenzellen sind nicht vermehrungsfähige Zellen, somit ist am Lebenden ein Genwechsel (= »Gentransfer«) nur schwer durchzuführen. Erste Erfolge am Tier wurden jedoch erzielt mit klonierten Genen und Genprodukten. Man hat aus Bindegewebszellen Zellimplantate erzeugt, die sich in Verbesserungen der Hirntätigkeit äußerten.

Die Vorbeugung von Alzheimer durch gentechnologische Zufuhr nur eines einzelnen Wirkstoffes ist wegen der erblichen Vielschichtigkeit der Krankheit nicht zu erreichen. Es wird vermutet, dass die Mitwirkung vieler Nervenwachstumsstoffe erforderlich ist, um einen messbaren Behandlungserfolg zu erreichen.

Der weitere Nutzen der Gentechnik besteht darin, dass Wirkstoffe in das Gehirn eingeführt werden können, für die die Blut-Hirn-Schranke wegen ihrer Größe (Molekülgröße) nicht überwindbar ist. Das trifft auch auf Nervenwachstumsfaktoren zu.

Obwohl nur bei einem Teil der Patienten mit Alzheimer Genveränderungen nachgewiesen wurden (10 – 15 %), zeigen sowohl die **familiären** als auch die **sporadischen** Krankheitsfälle ähnliche und teilweise sogar völlig gleiche Befunde, sowohl gestaltlich als auch in ihrer inneren Chemie. Daher ist zu erwarten, dass die auf gentechnologischer Basis hergestellten Medikamente bei beiden Patientengruppen einen Behandlungserfolg herbeiführen können.

Die bisherige Forschung gibt Anlass zu Optimismus. Die größten medikamentös herbeigeführten Behandlungschancen sind von Arzneimitteln zu erwarten, die auf der Ebene der Erbträger wirken. Es kann jedoch nicht erwartet werden, dass es in Zukunft ein einzelnes Medikament zur Behandlung der Krankheit geben wird. Vielmehr werden zu einer solchen Behandlung verschiedene Arzneimittel in verschiedenen Krankheitsstadien bei unterschiedlichen Patienten erforderlich sein.

Ausblick und mögliche Vorbeugung

Das zu Alzheimer führende krankhafte Geschehen wird völlig von Genen kontrolliert. Kontrolliert vor allem durch Risikogene wie Apolipoprotein E4 und Schutzgene, wie sie auch geistig normale hundertjährige Menschen aufweisen. Man ist bereits heute in der Lage, diese Gene herauszufinden.

Im Vergleich zum Wissensstand noch vor wenigen Jahren ist uns die Entstehungsgeschichte von Amyloidplaques und Neurofibrillenbündeln wesentlich besser bekannt. Die Ursache für Alzheimer ist weder das in den Plaques abgelagerte Amyloid noch das in den Neurofibrillenbündeln enthaltene Tau-Protein.

Die Ursache für die Krankhaft sind vielmehr jene Prozesse, die zu diesen Ablagerungen führen. Dies bedeutet keineswegs, dass Plaques und Neurofibrillenbündel unschädlich wären für das Gehirn. Unsere derzeitige Annahme geht dahin, dass sie die Nervenleitung hemmen und dadurch die Kontaktstellen der Nervenzellen durch die Funktionslosigkeit veröden.

Cholesterinsenker (Statine)

Das Apolipoprotein E ist am Cholesterintransport im Gehirn beteiligt. Das auf dem Chromosom 19 liegende ApoE-Gen kommt beim Menschen in 3 Varianten vor. Fast 50 % aller Alzheimer-Patienten haben das Risikogen ApoEpsilon4, das zu einem früheren Krankheitsausbruch führen kann. Zwischen diesem Cholesterintransportprotein des Gehirns und dem Auftreten von Alzheimer konnten wichtige Zusammenhänge hergestellt werden. Danach hemmen die »Statine« genannten Cholesterinsenker die Neubildung von Cholesterin im Hippocampus. Cholesterin ist wichtig für den Transport von Eiweiß und Amyloid in der Nervenfaser. Auch wird ohne Cholesterin einerseits kein Amyloid gebildet und andererseits kann die Amyloidproduktion durch Cholesterinzugabe wieder angefacht werden. Damit bietet sich die Möglichkeit einer Steuerung der Amyloidproduktion durch Statine.

Amyloid-Peptid wird innerhalb der Zelle hergestellt und dort langsam abgebaut. Auch an der Nervenzelloberfläche entsteht Amyloid-Peptid, das so in den Raum zwischen die Nervenfasern gelangt. Dieses außerhalb der Nervenfasern liegende Amyloid-Peptid bildet vermutlich die Plaques bei der Alzheimer-Krankheit.

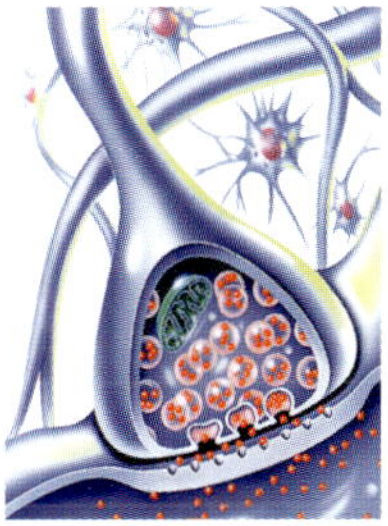

Amyloid und Plaques hemmen die Übertragung von Nervenimpulsen zwischen zwei Nervenzellen.

Da diese Transportmaschinerie auch für den Nerventransport anderer Substanzen benötigt wird, kommt es zu einem fatalen »Verkehrsstau«, dessen Folge der funktionelle Ausfall von Signalübertragung zwischen 2 Nervenzellen ist. Dieser funktionelle Ausfall, der einer Abnahme der Dichte an Nervenübertragungsstellen entspricht, kann bei Gehirnproben (von Verstorbenen) mit Methoden der Chemie gemessen werden. Derartige Messungen zeigten, dass die Abnahme der genannten Dichte an Nervenübertragungsstellen von allen bisher gemessenen Bewertungsstellen am besten mit dem Schweregrad der Alzheimer-Krankheit übereinstimmt.

Östrogene

Ungefähr 50 Gene in Nervenzellen werden durch Acetylcholin an- oder abgeschaltet. Im Vergleich dazu kontrolliert Östrogen eine viel größere Zahl an Genen. Auch reduziert Östrogen deutlich die Erzeugung von Amyloid. Zustande kommt diese Wirkung durch eine Senkung der Cholesterinbildung auf der Ebene der Nervenzelle.

Die Wirkungen von Acetylcholin und Östrogen gehen über einen bloßen Ersatz weit hinaus, es handelt sich eher um eine Reprogrammierung von Genen. Eine auch nur mäßige Beeinflussung des Krankheitsprozesses kann weitreichende Folgen haben und den Ausbruch der Krankheit hinauszögern. Seit einigen Jahren ist schließlich bekannt, dass die Amyloidablagerungen über einen Zeitraum von mehreren Jahrzehnten verlaufen.

Vorbeugung und Genanalyse

Der heutige Wissenstand besagt, dass ca. 40 Gene als Risikofaktoren darüber entscheiden könnten, wer an Alzheimer erkrankt und wer davon verschont bleibt. In naher Zukunft werden Genanalysen leichter und rascher verfügbar sein, so dass vor allem bei besonders gefährdeten Menschen ein frühzeitiges Eingreifen möglich erscheint.

Zu den Forschungszielen der nächsten Jahre zählt die Erkennung von neuen **Schutzgenen** und die bessere Aufklärung bereits bekannter Schutzgene wie etwa ApoE.

»Use it or lose it«

Untersuchungen an Gehirnen von Alzheimer-Kranken beweisen, dass es Gehirnanteile gibt, die sogar in fortgeschrittenen Krankheitsstadien keine krankhaften Veränderungen aufweisen. Diese Befunde liefern die Grundlage für das Behandlungsprinzip »Use it or lose it«. Nach diesem Prinzip sichert die im normalen Bereich liegende Aktivierung der Nervenzellen die Aufrechterhaltung ihrer Funktion und schützt sie vor Schädigung. Es wird vermutet, dass die Nervenzellen-Aktivierung Schutzvorgänge fördert, wie die Reparatur der lebenswichtigen DNA. »DNA« ist jener Eiweißstoff, der das »Programm« für das menschliche Leben schreibt.

Die praktische Anwendung des »Use it or lose it«-Prinzips umfasst daher auch Behandlungsformen, welche die geistige Kreativität des betroffenen Menschen fördern. Dazu zählen Spiele, Kunsttherapie wie Musik, Tanz, Zeichnungen und einfach alles, was die unmittelbare Umwelt des Patienten bereichert. Zum gleichen Zweck kann eine fördernde Psychotherapie angewendet werden.

Häusliche Betreuung

Gegenüber der Betreuung in öffentlichen Einrichtungen ist die Betreuung »zu Hause« die günstigere Variante. Begleitmaßnahmen der Behandlung lassen sich zu Hause am leichtesten umsetzen. Solche Begleitmaßnahmen sind die Planung und Programmierung des Tagesablaufes sowie die Beschäftigung und Anpassung der räumlichen Umgebung.

Die **psychologische Behandlung** (»Psychotherapie«) beschränkt sich in der Regel darauf, dem Patienten die Annahme, das Akzeptieren

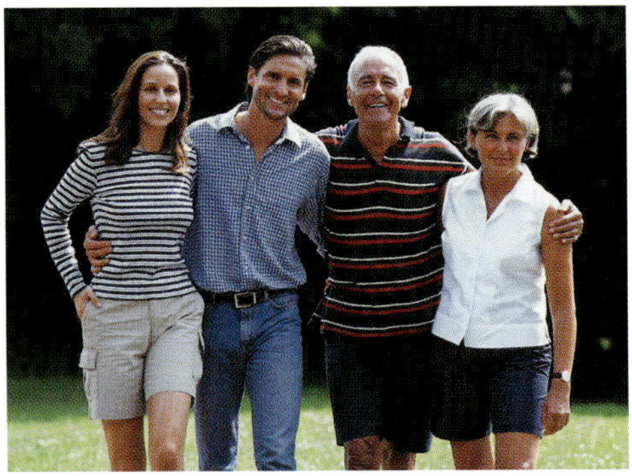

Die glücklichsten Alzheimer-Patienten sind die in der eigenen Familie angenommenen und gepflegten Patienten.

von Diagnose und Krankheit zu erleichtern sowie darauf, bestimmte Verhaltensstörungen zu mildern. Andere Verfahren sind von zweifelhaftem Wert.

Dies gilt auch für ein unkritisch verordnetes Gedächtnistraining **(»Gehirnjogging«)**, das bei nachlassender Hirnleistung eher frustrierend wirkt und Depressionen erzeugen kann. Sinnvoll dagegen sind Trainingsmaßnahmen, die dem Patienten helfen, mit seinen Schwächen und Verlusten besser umzugehen. Zu denken sei an Erinnerungshilfen wie Merkzettel und Ähnliches, an räumliche Orientierungshilfen sowie allgemeine körperliche und geistige Aktivität.

Neben dem Gedächtnistraining in den Anfangsstadien haben sich in weiter fortgeschrittenen Stadien das **Reorientierungstraining (ROT)** und das **Selbsterhaltungstraining** als sinnvoll erwiesen. Das Selbsterhaltungstraining bemüht sich um die Erhaltung des Wissens um die eigene Person: So werden Patienten mit Hilfe von Fotoalben mit ihrer eigenen Vergangenheit und ihnen bekannten Personen vertraut gemacht.

Wichtig ist, durch **körperliche Übung** die Bettlägerigkeit so lange wie möglich hinauszuschieben.

Patienteninformation

Bestandteil einer vollständigen Behandlung ist die **Aufklärung** von Patienten, Angehörigen und Pflegepersonen über die Symptome und den Verlauf der Krankheit.

Besonders Pflegepersonen bedürfen selbst regelmäßiger Überwachung und Beratung, da sich Erschöpfung und Niedergeschlagenheit, besonders bei pflegenden Familienangehörigen, rasch zum Nachteil für die Patienten entwickeln können. Diese Bemühungen sollten auch die Beratung in rechtlichen Betreuungsfragen und der zukünftigen Familienplanung umfassen.

Mit einem Alzheimer-Patienten im Familienverband ergibt sich für den Patienten und die davon unmittelbar betroffenen Familienmitglieder ein kompliziertes, ineinander verwobenes Problem. Alle medikamentösen Maßnahmen, die in den Kern des Krankheitsprozesses eingreifen, können somit nicht nur die Kernsymptome der Erkrankung verbessern, sondern darüber hinaus auch das ganze Umfeld des Patienten positiv beeinflussen.

Beratung der Familie

Angehöriger eines älteren Menschen zu sein, bedeutet Verantwortung zu übernehmen.

Sicherlich bemerken auch Sie die eine oder andere körperliche und geistige Veränderung bei älteren Familienmitgliedern, bei Partnern oder bei betagten Freunden. Das Älterwerden bringt gesundheitliche Probleme mit sich. Manches ist eben nicht mehr ganz so wie früher.

Oft leiden auch Gedächtnis und geistige Frische im Alter. Angehörige sind meist die ersten, die die zunehmende Vergesslichkeit oder Veränderungen in der Persönlichkeit bei ihren Verwandten wahrnehmen.

Vielleicht kennen Sie das unangenehme Gefühl der Ratlosigkeit, wenn Sie nicht wissen, wie Sie mit dieser Situation umgehen sollen?

Ist es richtig oder falsch, direkt Vermutungen über eine mögliche Krankheit auszusprechen?

Könnte es sich möglicherweise gar um Alzheimer handeln?

Im Kreis der Familie werden die ersten Anzeichen von Vergesslichkeit häufig übersehen

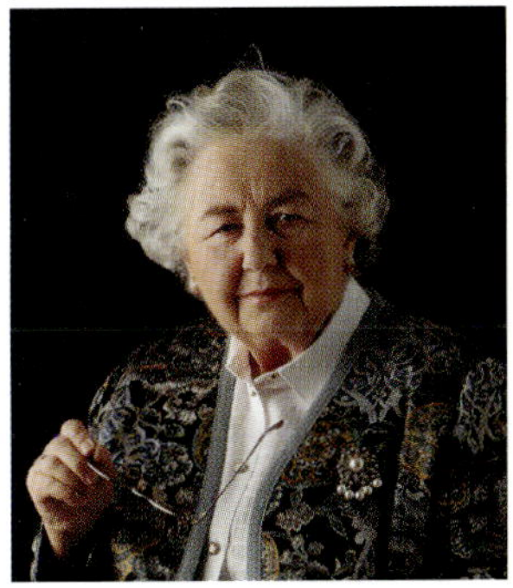

Oft leiden auch Gedächtnis und geistige Frische im Alter.

oder nicht ernst genommen, da die Betroffenen ihre Beschwerden oft überspielen oder verdrängen. Dabei ist es sehr wichtig, ihnen zu helfen.

Doch wie kann ein Arztbesuch vereinbart werden? Wie verhält man sich als Angehöriger, wenn der Betroffene mit Abwehr, Misstrauen oder gar Beschuldigungen reagiert?

Daran denken: Nicht jedes Vergessen oder jede persönliche Veränderung muss Alzheimer sein. Vergesslichkeit kann viele, auch harmlose Ursachen haben. Doch es kann sich auch um die ersten Signale einer beginnenden Alzheimer-Erkrankung handeln.

Früherkennung ist daher besonders wichtig, denn es gibt Medikamente und viele andere Maßnahmen, die helfen können. Ein Arztbesuch ist in jedem Fall der beste Weg. Wer zum Arzt geht, kann nur gewinnen.

Wie können Sie erste Warnzeichen für eine beginnende Alzheimer-Erkrankung bei älteren Familienmitgliedern erkennen?

Alzheimer-Symptome sind so unterschiedlich wie die Menschen, die davon betroffen sind.

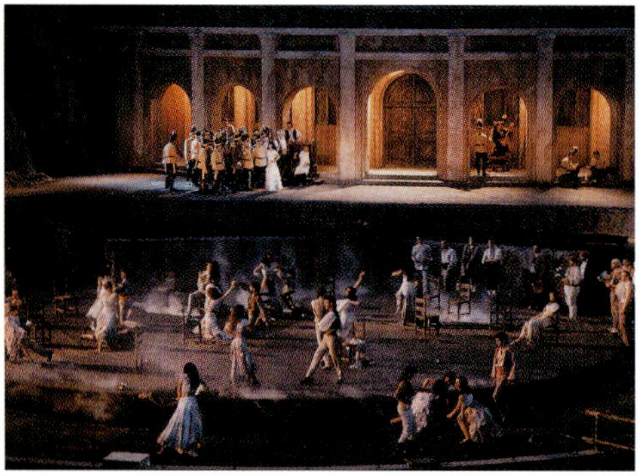

Warnzeichen – es besteht auf einmal keine Lust mehr ins Theater zu gehen.

Dennoch gibt es einige typische Erkrankungsmerkmale und Hinweise, die Sie als Angehöriger ernst nehmen sollten. Hier finden Sie die wichtigsten:

- Werden kürzer zurückliegende Ereignisse völlig vergessen? Ist eine Erinnerung trotz Hilfestellung auch später nicht möglich? Weiß Ihr Angehöriger abends nicht mehr, was es zum Mittagessen gab? Werden Sätze, Tätigkeiten, die gerade zuvor gesagt oder ausgeübt wurden, wiederholt?
- Reagiert der Verwandte anderen Familienmitgliedern und Bekannten gegenüber misstrauisch, aggressiv und ablehnend? Leugnet er die Veränderung seiner Persönlichkeit sowie die zunehmende Vergesslichkeit?
- Nimmt das Interesse an einem Hobby ab, dem früher gern und oft nachgegangen wurde, z. B. keine Lust mehr zu kochen oder die Zeitung zu lesen?
- Werden Arbeiten im Haushalt oder Hobbys im Vergleich zu früher weniger sorgfältig und ungeschickter verrichtet? Werden Unterschiede zu früher vertuscht und wird auf Selbständigkeit beharrt?
- Hat Ihr Angehöriger manchmal Schwierigkeiten, das richtige Wort für bekannte Gegenstände zu finden, z. B. Kugelschreiber oder Kühlschrank?
- Werden Entscheidungen oder Erledigungen, die früher selbständig getroffen und übernommen wurden, zunehmend an Sie oder andere Familienmitglieder abgegeben, z. B. das Schreiben der Einkaufsliste, die Ausübung von Amts- und Bankgeschäften, die Reiseplanung?
- Besteht zunehmend weniger Lust zu verreisen, Freunde zu treffen oder ins Theater zu gehen? Verursacht unbekannte Umgebung Unsicherheit und Hilflosigkeit?
- Gab es in letzter Zeit einen Verkehrsunfall oder Probleme, Geschwindigkeit und zeitliche Abläufe richtig einzuschätzen? Weiß Ihr Angehöriger nicht mehr, ob er für eine Erledigung fünf Minuten oder fünf Stunden braucht?
- Wird die Körperpflege vernachlässigt, stimmt die Reihenfolge der Handgriffe beim Anziehen nicht mehr?

Treffen mehrere dieser Symptome auf ein Familienmitglied, Ihren Partner oder Bekannten zu? Auch wenn Vergesslichkeit in vielen Fällen harmlos ist, kann sie ein Signal sein für eine beginnende Alzheimer-Erkrankung. Ein Arztbesuch ist auf jeden Fall von Vorteil.

Der wichtige Arztbesuch – wie vereinbaren Sie einen Termin?

Wie können Sie Ihrem Angehörigen einen Arztbesuch am besten nahe bringen? Wo doch der Betroffene Veränderungen und

Anzeichen verdrängt, bestreitet oder zu überspielen sucht. Viel Geduld und Feingefühl sind bei dieser Überzeugungsarbeit angebracht.

Den Angehörigen zum Arztbesuch zu zwingen oder zu drängen, ist ganz bestimmt der falsche Weg.

Der beste Zeitpunkt

- Sprechen Sie Ihren Angehörigen nicht direkt auf seine Beschwerden an, wenn er gerade wieder etwas vergessen hat. Niemand gibt gerne zu, dass sich einiges im Vergleich zu früher verändert hat.
- Warten Sie auf einen guten Zeitpunkt. Wenn der Betroffene selbst über körperliche und seelische Probleme klagt, raten Sie zum Arztbesuch. Gerade wenn Ihr Angehöriger gut gelaunt und entspannt ist, nützen Sie die Gelegenheit für ein Gespräch.

Die richtigen Argumente

Als Partner schlagen Sie dem Betroffenen am besten eine gemeinsame Vorsorgeuntersuchung zur Überprüfung der Hirnleistung beim Arzt Ihres Vertrauens vor.
Als Familienmitglied bitten Sie den Angehörigen wegen eines anderen Wehwehchens zum Arzt zu gehen, z. B. Rezept holen, Blutuntersuchung oder Blutdruck messen. Begleiten Sie ihn unbedingt!

Den Arzt ins Vertrauen ziehen

- Der Arzt, den Sie für die Erstuntersuchung gewählt haben, sollte unbedingt von Ihrem Vorhaben und Ihrem Verdacht vorinformiert werden.
- Nehmen Sie sich für dieses persönliche Gespräch mit dem Arzt Ihrer Wahl Zeit und planen Sie mit ihm auch den Arztbesuch Ihres Angehörigen (beste Anfahrtsstrecke, keine langen Wartezeiten, kurzfristiger Termin).
- Sie können den Arzt auch um einen Hausbesuch bitten, um den Betroffenen nicht aus seiner Umgebung zu reißen. Der Arzt könnte Rezepte vorbeibringen, ein Gespräch beginnen und vorsichtig auf das heikle Thema zu sprechen kommen.

Was tun, wenn's nicht gleich klappt?

- Ziehen Sie eine nahe stehende Person, langjährige Bekannte oder den Apotheker ins Vertrauen. Außenstehende haben oft einen besseren Einfluss und können leichter zum Arztbesuch motivieren.
- Verlieren Sie nicht den Mut, wenn Ihr Angehöriger aggressiv oder misstrauisch auf Ihren Vorschlag reagiert. Werden Sie nicht zornig, bestehen Sie nicht auf den Arztbesuch und lenken Sie zu einem anderen Gesprächsstoff über.
- Warten Sie auf den nächsten günstigen Moment – dieser kommt bestimmt.

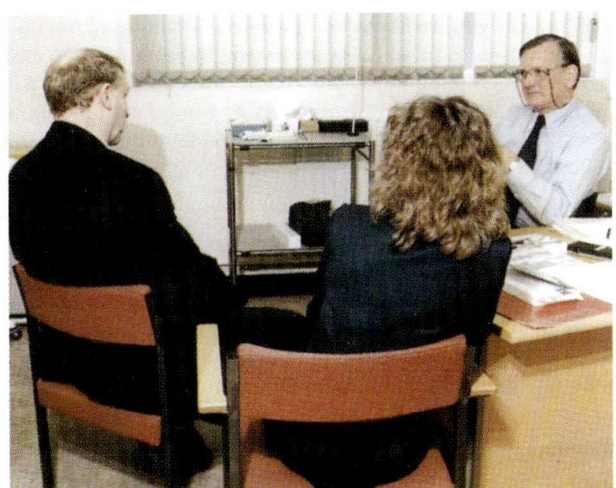

Die Erstuntersuchung sollte – wenn möglich – in Begleitung erfolgen.

Diagnose Alzheimer – wie gehe ich als Angehöriger damit um?

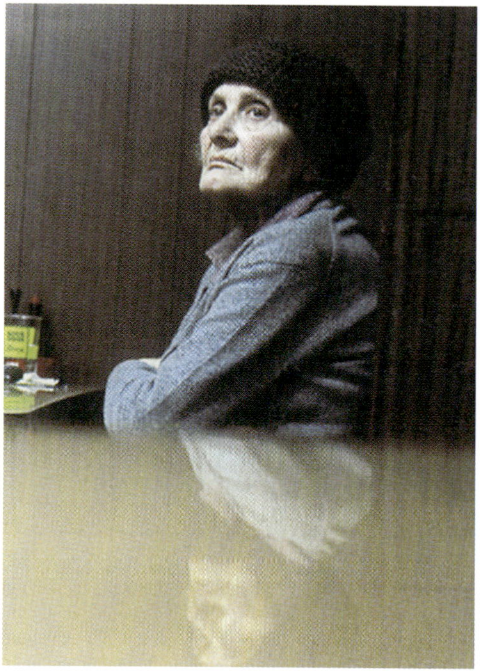

Sie haben schon seit einiger Zeit eine geistige Veränderung bei Ihrem älteren Familienmitglied, Partner oder Freund festgestellt. Ein Arztbesuch hat nun Klarheit geschaffen und es wurde eine Alzheimer-Krankheit diagnostiziert.

Verlieren Sie bei dieser Nachricht nicht den Mut. Wichtige Ratschläge, wie Sie als Angehöriger mit dieser schwierigen Situation am besten umgehen, bekommen Sie bei Ihrem Arzt und auch bei zahlreichen Selbsthilfegruppen (siehe Seite 117).

Ausführliche Information über Alzheimer hilft Ihnen, den Kranken besser zu verstehen. Gespräche mit Fachleuten geben Ihnen außerdem wichtige Hinweise über Betreuungsmöglichkeiten, finanzielle Unterstützung wie etwa Pflegegeld und den Verlauf der Krankheit.

Die Nähe von vertrauten Menschen sowie die **gewohnte Umgebung** verbessern die Lebensqualität Ihres Alzheimer-Patienten. Auch gibt es jetzt neue Medikamente, die das Fortschreiten der Alzheimer-Krankheit verzögern können. Das Einbeziehen von Familie und Freunden oder der Rat einer Selbsthilfegruppe hilft Ihnen bei Ihrer Zukunftsplanung. Die Entscheidung, den Kranken zu Hause zu betreuen, ist **nicht** leicht.

Jeder Angehörige eines Alzheimer-Patienten muss sich erst an die neue Situation gewöhnen. Im Umgang mit dem erkrankten Familienmitglied sind viele Umstände zu beachten. Es gibt viele für den Alzheimer-Patienten typische Verhaltensweisen, dennoch ist jeder Patient anders und hat andere Bedürfnisse.

Denken Sie daran: Der Mensch, den sie früher kannten, verändert sich nun sukzessive – je nach Krankheitsfortschritt mal langsamer, mal schneller.

Leben mit Alzheimer

Der Alzheimer-Kranke ist vom zunehmenden Verlust seiner Eigenständigkeit betroffen und wird von seinen Angehörigen, von Ihnen, abhängig. Wie sehr wir dem Patienten ein Höchstmaß an geistiger und körperlicher Leistungsfähigkeit ermöglichen können, hängt von unserem Verhalten ab. Bald ist die Hilfsbedürftigkeit des Patienten nicht mehr zu übersehen, was das Schamgefühl des Patienten auf eine anhaltende, harte Probe stellt. Gefragt sind Einfühlungsvermögen und Takt.

Die Betreuung eines Alzheimer-Patienten zu übernehmen, bedeutet **Verantwortung** und **Rücksichtnahme** auf die Bedürfnisse und Gefühle des Kranken. Lernen Sie krankheitsbedingte Veränderungen zu verstehen, die nach und nach auftreten können. Umso wichtiger ist es, den Alltag für Sie und den Patienten so angenehm wie möglich zu gestalten. Versuchen Sie, das Verhalten des Kranken nicht zu ändern, sondern haben Sie im Umgang mit Ihrem Patienten Geduld und Verständnis.

Eigenständigkeit

Die Eigenständigkeit des Patienten möglichst lange zu erhalten bedeutet, ihm bei der Bewältigung von Aufgaben zu helfen, nicht aber, ihm diese abzunehmen. Wenn der Patient Sachen macht, die wir für falsch oder unsinnig halten, sollte man ihn weder korrigieren noch verbessern. Besser ist, den Patienten zu loben und Mitfreude daran zu zeigen, dass er helfen und aktiv sein will. Nichts spricht aber dagegen, die Angelegenheit etwas später zu korrigieren oder nachzubessern.

Im fortgeschrittenen Krankheitsstadium kann das Verhalten der Patienten immer mehr dem von Kindern gleichen. Nicht vergessen darf man aber, dass der Alzheimer-Patient im Unterschied zu Kindern durchaus das Selbstgefühl eines erwachsenen Menschen zeigt und ein relativ gut erhaltenes Altgedächtnis mit dem reichen Hintergrund einer ganzen Lebensgeschichte besitzt.

Im Zusammenleben mit einem Alzheimer-Kranken muss man besonders auf folgende Fähigkeiten achten:

- Waschen, Duschen und Baden
- Toilettenbenutzung
- Ankleiden und Auskleiden
- Zubereiten von Mahlzeiten
- Einnahme von Mahlzeiten
- Orientierung in der Wohnung
- Orientierung in der näheren Umgebung
- Erledigung von Einkäufen
- Umgang mit Geld
- Regelung von Bankgeschäften
- Umgang mit Ämtern und Behörden
- Führen eines Kraftfahrzeuges
- Nutzung von öffentlichen Verkehrsmitteln

Ja und Nein

Bedenken Sie bitte bei allen **Aktivitäten** und Vorhaben, dass Alzheimer-Kranke auf Fragen, die man mit **»Ja« oder »Nein«** beantworten kann, meist mit »Nein« antworten. Es kommt also darauf an, die Fragen anders zu formulieren oder gleich selbst die tätige Initiative zu ergreifen – der Patient schließt sich dann von selbst an. Es ist beispielsweise besser zu sagen

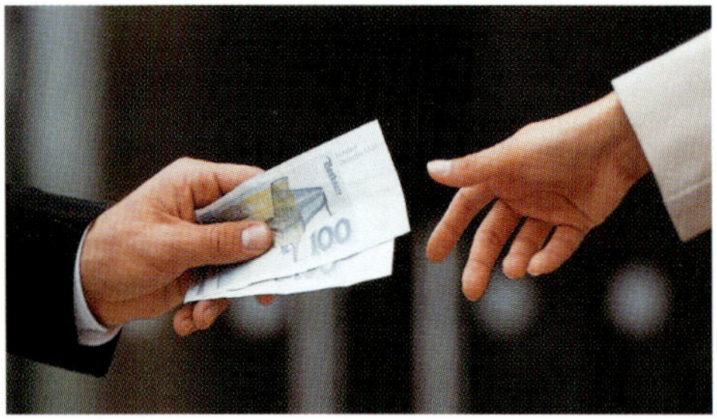

Bei Alzheimer-Kranken ist Hilfe beim Umgang mit Geld erforderlich.

»Ich gehe jetzt spazieren und es wäre mir sehr angenehm, wenn Du mich begleiten könntest«. Nicht so gut ist die Frage: »Gehst Du mit mir spazieren?«

Überforderung

Überfordern Sie sich und Ihren Kranken nicht in den ersten Wochen. Lernen Sie langsam mit der Diagnose Alzheimer zu leben. Versuchen Sie, die veränderten Verhaltensweisen des Patienten als Ausdruck der Krankheit zu sehen. Beziehen Sie auch andere Familienmitglieder, Bekannte oder eine Heimhilfe in die Tagesbetreuung mit ein. Dadurch können Sie sich Freiräume schaffen und Energie und Kraft tanken.

Freude im Alltag

Freude im Alltag durch Eingehen auf die Möglichkeiten und Bedürfnisse des kranken Menschen. Beschäftigung des kranken Familienmitgliedes kann die (noch) vorhandenen Fähigkeiten fördern. Der Kranke erlebt dadurch mehr Freude, ist weniger frustriert und gelangweilt. Durch »Tun« am Tag wird auch die Nachtruhe gefördert. Entscheidend ist die persönliche Abstimmung auf den Charakter, den Lebensstil, den früheren Beruf, Hobbys und sonstige Bedürfnisse. Entscheidend ist auch die Abstimmung auf die Betreuungsperson. Eine sinnvolle Beschäftigung mildert für den Betroffenen den Krankheitsstress und beugt Verhaltensstörungen vor. Damit wird eine längere Betreuung zu Hause möglich.

Rhythmus

Legen Sie sich einen **Tages-Rhythmus** zurecht, der auf die Bedürfnisse Ihres Patienten und auf Ihre eigenen abgestimmt ist. Ändern Sie aber nicht zu viel auf einmal. Festgelegte Abläufe, wie z. B. regelmäßige Medikamenteneinnahme und Mahlzeiten, bringen Ihnen und dem Kranken eine spürbare Entlastung.

Als Urelement des Menschen schafft **Rhythmus durch Wiederholungen** Ordnung und Grenzen. Da gerade Alzheimer-Patienten zu Wiederholung neigen, kommt ihnen alles Rhythmische sehr entgegen. Rhythmus entsteht schon durch einen geordneten Tages- und Wochenplan. Schon die Betonung der einzelnen Wochentage (»Heute ist Sonntag«) wirkt rhythmusstiftend. Es ist vorteilhaft, den Zeitpunkt des Aufstehens und Schlafengehens ganzjährig gleich zu belassen. Dem Patienten vermittelt es Sicherheit und es erleichtert ihm den Alltag, wenn beispielsweise jeden Montag Hausputz ist, jeden Mittwoch der Arzt kommt und an jedem Freitag Nachmittag Besuch angesagt ist. Erleichtert wird die Rhythmisierung, wenn man die bisherigen Gewohnheiten des Kranken zu einer Richtschnur macht.

Alltag und Familienleben

Binden Sie den Kranken nach wie vor voll in den Alltag und in das Familienleben ein. Geben Sie ihm damit das Gefühl, dass er wichtig ist und übertragen Sie ihm weiterhin z. B.

Arbeiten und Aufgaben im Haushalt, die er noch gut bewältigen kann. Vermeiden Sie Diskussionen oder die »W-Fragen« Wer?, Wie?, Was?, Wann?, Warum?, Wo?, Woher?, Wie viel? usw. und nehmen Sie dem Kranken wichtige Entscheidungen ab, wenn er sich unsicher fühlt.

Persönlicher Tagesplan

Für die Zusammenstellung eines **persönlichen Tagesplans** ist es wichtig, den Patienten zu beobachten. Zu beobachten, was er gerne macht, welchen Dingen er ablehnend gegenübersteht, wann er lacht oder traurig ist und was ihm besondere, sichtbare Freude macht. Achten Sie darauf, bei welchen Hausarbeiten der Kranke gerne helfen möchte und ermuntern Sie ihn dazu – auch wenn die Arbeit dann länger dauert. Das Gefühl des Kranken, Sinnvolles getan zu haben, entschädigt für den Mehraufwand. Den Patienten – in gewissen Grenzen – auch zu fordern schadet nicht. Wenn sich durch die Mitarbeit des Kranken auch dessen Stimmung und Laune heben, wird jede Betreuung leichter. Wichtig ist immer, den Charakter des Patienten, alte Vorlieben und Abneigungen zu berücksichtigen.

Gedächtnistraining

Es muss unbedingt auf die Möglichkeiten und Bedürfnisse des Patienten abgestimmt werden. Schädlich ist jede Art von Überforderung, da dies zu Frustration und Unlust führt. Ein unkritisch verordnetes **»Gehirnjogging«** ist so gut wie immer nachteilig. Dem Patienten gestellte Aufgaben sollten so formuliert werden, dass er sie lösen kann. Auch hier gilt: Wiederholung und Rhythmus und wenn's geht: »Same time, same station«, also zur gleichen Zeit und am gleichen Ort.

Therapeutisches Berühren

Gestalten Sie die Körperpflege mit Schaumbädern und Massagen für den Patienten zu einem angenehmen Entspannungserlebnis. Besonders günstig erweist sich therapeutisches Berühren bei Verhaltensstörungen. Die Anwendung erfolgt 1/2 Stunde vor der zu erwartenden Unruhe und kann von Hilfspersonen ausgeführt und mit der Körperpflege kombiniert werden. Gut geeignet sind Pflegelotions und Aromatherapie. Vom Patienten wird der gute Geruch mit angenehmen Gefühlen verbunden.

»Back rub«: Damit bezeichnet man das Streicheln von Schulter und Rückenbereich in einer T-Form.

Achtung: Therapeutisches Berühren ist dann problematisch, wenn der Patient krankheitsbedingt sexuell enthemmt ist. In diesem Fall sollte man auf Berühren als Behandlung verzichten.

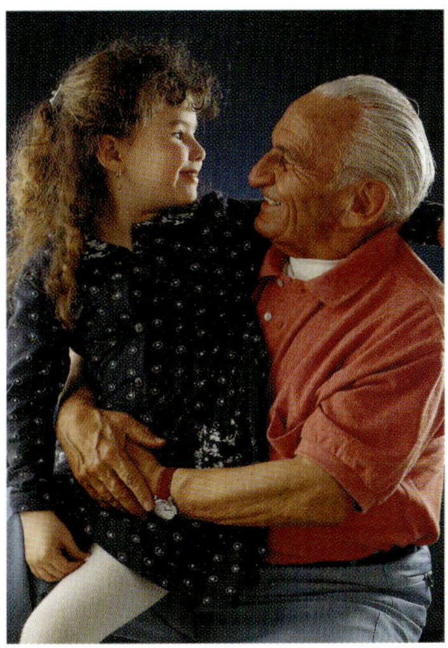

Geben Sie ihm das Gefühl, dass er wichtig ist.

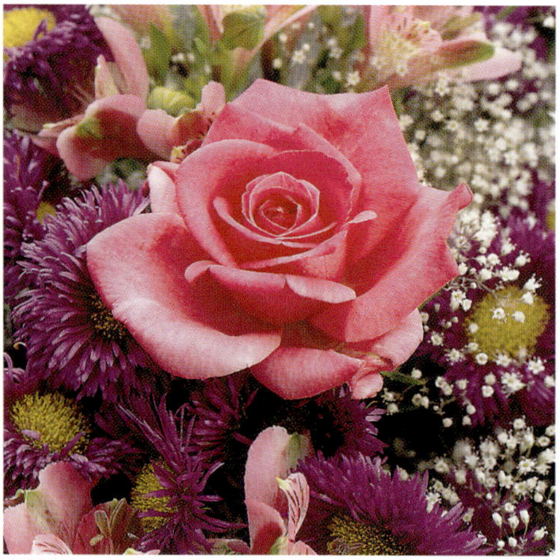

Vom Patienten wird der gute Geruch mit angenehmen Gefühlen verbunden.

Aufmunterung und Lob

In allen Phasen des Zusammenlebens sind Aufmunterung und Lob gute Helfer. Kritik, Tadel und Überforderung kann der Alzheimer-Patient schlecht verarbeiten, er wird unsicher und misstrauisch.

Sprechen Sie Mut zu, haben Sie Geduld und versuchen Sie, Zuversicht auszustrahlen.

Körperpflege

Es ist wichtig, den Patienten zu ermuntern, seine gewohnte Körperpflege möglichst lange aufrecht zu erhalten. Im fortgeschrittenen Krankheitsstadium lässt das Bemühen um Hygiene bei den meisten Patienten nach und man muss auch damit rechnen, dass eine Hilfestellung beim Waschen, Duschen oder Baden auf Gegenwehr stößt. Die häufigsten Gründe dafür sind verletzter Stolz und Schamgefühl, denn das Gefühlsleben der Patienten bleibt länger erhalten als deren geistige Fähigkeiten. Das Gefühl überwiegt gegenüber der Wahrnehmung der eigenen Krankheit.

Tipps zur Körperpflege

Erleichtern Sie dem Patienten die Waschprozedur, aber sorgen Sie dafür, dass er sich selbst wäscht. Eine Hilfestellung soll nicht dazu führen, dass das Waschen schneller vor sich geht.

Raten Sie zum Duschbad, wenn der Patient Schwierigkeiten hat, in die Badewanne zu steigen.

Verwenden Sie weiche Handtücher und gut riechende Badezusätze.

Unterstützen Sie den Patienten, sich schön zu machen. Auch der Alzheimer-Patient fühlt sich im gepflegten Zustand besser.

Bei zu großem Widerstand gegen eine Hilfestellung im Wasch- und Badebereich ist es besser, einen Pflegedienst zu organisieren.

Beweglichkeit

Erste Minderungen der Beweglichkeit zeigen sich im mittleren Krankheitsstadium. Der öfter kleinschrittige und unsichere Gang erinnert an Parkinson-Kranke. Schwere Stürze drohen, wenn sich bei verlangsamter Reaktionszeit Gangunsicherheit mit der Fehleinschätzung von Entfernungen und räumlichen Verhältnissen paaren. Im fortgeschrittenen Stadium verlieren die Patienten allmählich die Fähigkeit, ihre Körperhaltungen zu kontrollieren.

Tipps zur Beweglichkeit

- Entfernen Sie lose, rutschige Teppiche.
- Sorgen Sie an Treppen für ein griffsicheres, durchgehendes Geländer.

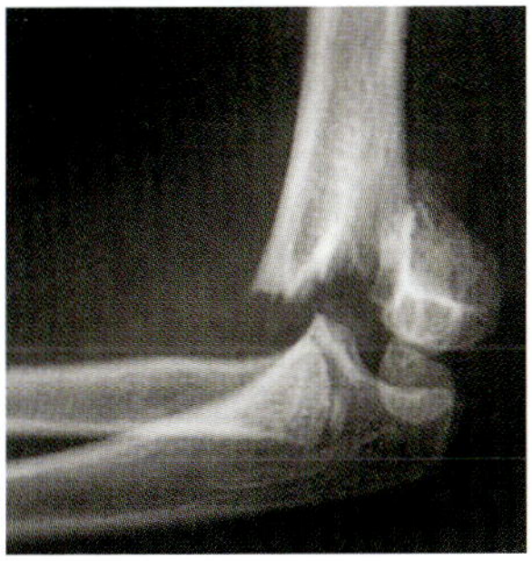

Die mangelnde Fähigkeit, die Körperhaltung zu kontrollieren, führt häufig zu einem Bruch.

Bild: Bruch des Oberarmes im Ellbogengelenk.

- Bringen Sie auf Treppen rutschsichere Auflagen an.
- Entfernen Sie Leisten und Schwellen durch Anbringen von flachen Rampen.
- Montieren Sie stabile Haltegriffe in Bad und Dusche.
- Sorgen Sie für bequeme, gummibesohlte Schuhe – Schuhe mit Ledersohlen rutschen!
- Sorgen Sie überall für gute Beleuchtung.
- Sorgen Sie dafür, dass das Bett nicht zu hoch ist.
- Verschaffen Sie dem Patienten rechtzeitig ein für die Krankenpflege passendes Bett, der Arzt hilft dabei.

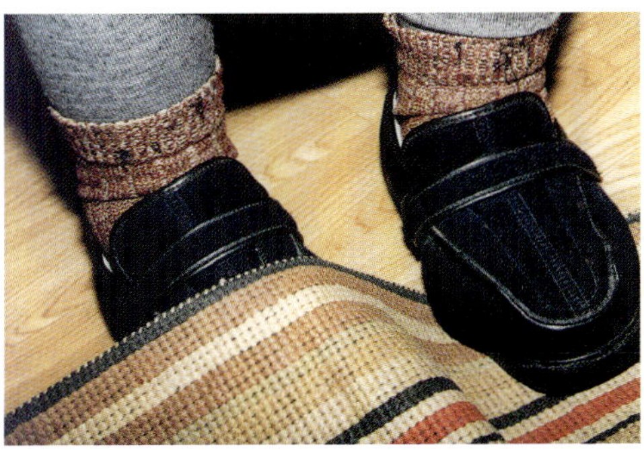

Entfernen Sie lose, rutschige Teppiche.

- Ein ausreichend hoher Sessel mit stabilen Armlehnen sollte neben dem Bett stehen.
- An allen Punkten der Wohnung sollte der Patient etwas Stabiles zum Anhalten finden, wenn er von einem Zimmer ins andere geht.
- Dreipunktstöcke oder ein Gehwagen können bessere Dienste leisten als ein einfacher Gehstock.
- In allen Fragen der Bewegung und Beweglichkeit ist Geduld gefragt: Passen Sie Ihr Tempo dem des Patienten an.

Mahlzeiten

In jedem Stadium der Krankheit kann es vorkommen, dass der Patient zu viel oder zu wenig isst – beides kann Nachteile mit sich bringen. Bei Gewichtszunahme sind besonders fettreiche Speisen einzuschränken: Wurst, fette Käsesorten, Torten usw. Zu bedenken ist jedoch, dass Essen eine der wenigen verbleibenden Freuden des Kranken ist.

Der Kranke im fortgeschrittenen Stadium braucht meist Hilfe beim Essen. Die Eigenständigkeit des Patienten ist jedoch auch beim Essen gefragt und es ist besser, wenn der Patient Kleingeschnittenes mit dem Löffel oder den Fingern isst, als wenn er gefüttert wird.

Wenig essen kann auch auf eine Überreizung zurückzuführen sein, wenn das Speisenangebot zu groß und unübersichtlich ist.

Kranke im Endstadium sind durch Schluckstörungen bedroht. »Fehlschlucken« in die Luftröhre kann zu Lungenentzündung führen oder – bei großen Bissen – zum Ersticken.

Tipps zum Essen

- Lassen Sie den Patienten immer zur gleichen Zeit, im selben Raum, am selben Tisch und am selben Platz essen.

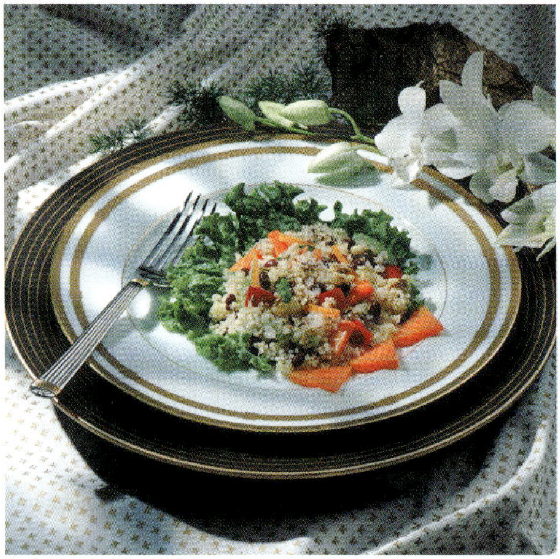

Servieren Sie nur kleine Portionen, schön angerichtet – auch der Alzheimer-Kranke isst mit den Augen.

- Schaffen Sie Essrituale – das beruhigt.
- Veränderte Essgewohnheiten sind ein Teil des Krankheitsbildes. Lassen Sie den Patienten im Kreis der Familie essen. Achten Sie auf fixe Essenszeiten und gesunde Ernährung sowie eine ausreichende Zufuhr von Flüssigkeit.
- Sitzen Sie dem Patienten so gegenüber, dass er alle Ihre Bewegungen gut sehen kann.
- Servieren Sie nur wenige Speisen auf einmal und schneiden Sie die Speisen klein.
- Servieren Sie nur kleine Portionen, schön angerichtet – auch der Alzheimer-Kranke isst mit den Augen.
- Finden Sie nichts dabei, wenn der Patient mit den Fingern statt mit dem Besteck isst.

Essen und Geschmack

Alzheimer-Kranke empfinden den Geschmack **salzig** nicht mehr als gut. Lange erhalten bleibt dagegen der Geschmackssinn für süß. Wenn viele Speisen in die Kategorie »sauer« oder »bitter« fallen, kann es sein, dass etliche Speisen abgelehnt werden.

Am besten schmecken den Patienten meist **Süßspeisen,** beliebt sind süße Breie mit Bananengeschmack.

Manche Kranke empfinden Zuckerstreusel oder Brösel als Fremdkörper, auf die sie sogar mit Erbrechen reagieren können. Zumindest werden die Brösel ausgespuckt. Sollte das vorkommen, muss man eben in der Zubereitung auf Streusel und Brösel verzichten.

An lange zurück liegende **Speisen der Kindheit und Jugend** können sich Alzheimer-Kranke am besten erinnern und häufig schmecken sie ihnen auch am besten. Es spricht also nichts dagegen, mit den ehemaligen Kindergerichten des Patienten aufzuwarten.

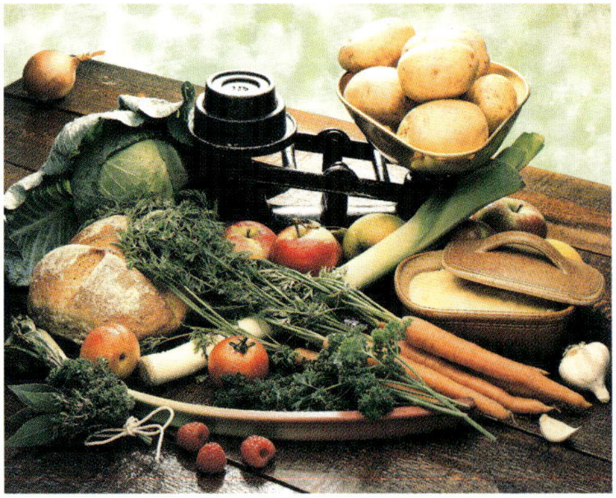

Der Speiseplan soll viele Ballaststoffe, Kartoffeln, Obst und Gemüse enthalten.

Der Speiseplan soll viele **Ballaststoffe,** Kartoffeln, Obst und Gemüse enthalten.

Patienten, die oft und viel essen möchten, sind am besten mit Obst bedient.

Sorgen Sie dafür, dass der Patient ausreichend trinkt.

Bei Schluckstörungen muss man das Essen pürieren oder auf Flüssignahrung umsteigen, so genannte Astronautenkost. Der Arzt berät Sie und verordnet die richtigen Mittel.

Bei hochgradigen **Schluckstörungen** müssen Sonden verwendet werden. Solche Sonden können entweder über die Nase in den Magen eingeführt werden oder – dann dauerhaft – durch die Bauchdecke. Der Umgang mit diesen »PEG«-Sonden ist nicht schwer: Der Nahrungsbrei wird mit einer Fertigspritze einfach in den Magen gespritzt.

Im fortgeschrittenen Stadium kann die Empfindung für heiß und kalt gestört sein – fallweise drohen auch Verbrühungen mit heißer Suppe oder Tee.

Bei allein lebenden Patienten sollte man 2-mal wöchentlich die Lebensmittelvorräte kontrollieren und verdorbene Waren aussortieren.

Kleidung

Mit »Kleiderproblemen« ist im mittleren Krankheitsstadium zu rechnen. Sei es, dass der Patient Schwierigkeiten hat, sich an- oder auszuziehen, sei es, dass er selbständig die Kleidung überhaupt nicht mehr wechselt. Auch in dieser Phase ist Eigenständigkeit gefragt, sie ist wichtiger als perfektes »Outfit«. Oft kommt der Patient mit der Kleidung besser zurecht, wenn man diese vereinfacht und damit den Umgang mit »Stoff und Knopf« erleichtert. Immer problematisch sind kleine Knöpfe und komplizierte Reißverschlüsse.

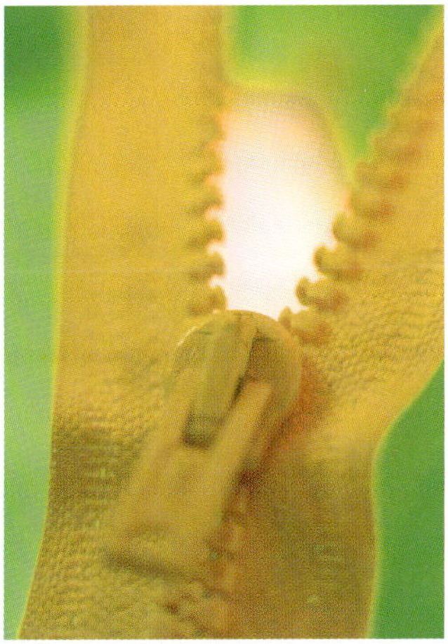

Immer problematisch sind komplizierte Reißverschlüsse.

Im fortgeschrittenen Krankheitsstadium sind manche Patienten empört darüber, wenn ihnen Hilfestellung beim An- und Auskleiden geboten wird. Denken Sie daran: Die bisherige Lebenserfahrung des Betroffenen ist nicht damit vereinbar, von anderen Menschen an- und ausgezogen zu werden.

Tipps zur Kleidung

- Kleidungsstücke mit einfachen Verschlüssen, großen Knöpfen und Klettverschlüssen sind zu bevorzugen.
- Achten Sie auf eher weite, dehnbare Kleidung.
- Schuhe sollen leicht an- und auszuziehen, bequem, sicher und rutschfest sein.
- Legen Sie dem Patienten die Kleidungsstücke in der Reihenfolge vor, in der er sie anziehen soll.
- Neigt der Patient dazu, verschmutzte Kleidungstücke immer wieder anzuziehen, entfernen Sie diese und legen Sie sie in sauberem Zustand wieder hin.

Toilette

Im mittleren Krankheitsstadium wird der Bereich »Toilette« zu einem oft heiklen Thema. Die Patienten haben Probleme, die Toilette rechtzeitig aufzusuchen, sie vergessen den Toilettedeckel aufzuheben, sie betätigen die Spülung nicht, legen Toilettenpapier auf den Boden statt in die Muschel, lassen in der Toilette das Licht brennen und lassen die Toilettentüre offen. Entsprechende Probleme kann es auch beim Aus- und Wiederanziehen der Kleidung beim Toilettenbesuch geben. Beim älteren Menschen werden diese Probleme vervielfacht, wenn ein gehäufter Harndrang besteht.

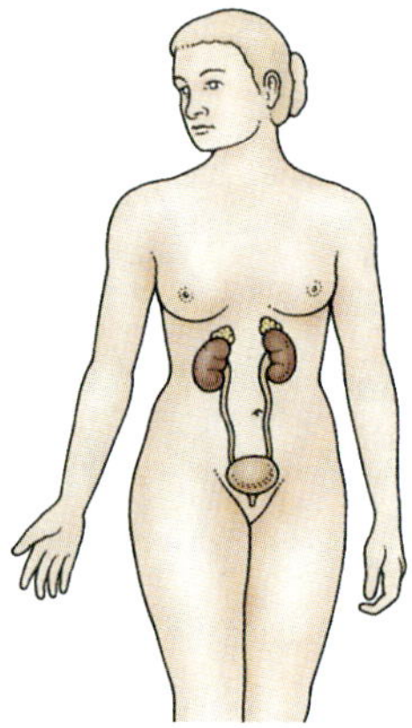

Mit fortschreitendem Krankheitsverlauf wird die Kontrolle der Harnblase zunehmend zum »Thema«.

Zu einem Kontrollverlust von Blase und Darm kommt es meist erst beim fortgeschrittenen Alzheimer-Kranken.

Tipps zur Toilette

- Erinnern Sie den Patienten an regelmäßige Toilettenbesuche.
- Versuchen Sie herauszufinden, welche körpersprachlichen Signale der Patient aussendet, wenn ein Toilettenbesuch bevorsteht.
- Achten Sie darauf, dass die Toilette leicht zu finden ist, groß beschriftet und – besonders nachts – gut beleuchtet ist. Hilfreich ist »Steckerlicht« wie man es auch in Kinderzimmern anbringt.
- Beschränken Sie die abendliche Trinkmenge.
- Sorgen Sie für leicht und rasch zu öffnende Verschlüsse an der Kleidung.
- Wenn öfter »etwas daneben geht«, sorgen Sie für Einlagen, so genannte Inkontinenzvorlagen. Der Arzt sorgt für ein Rezept.
- So lange es nur irgendwie geht, sollte ein Blasendauerkatheter vermieden werden.

Störungen von Blase und Darm

Im mittleren und fortgeschrittenen Stadium kann die Beherrschung jener Muskeln und Ventile, die den Stuhlgang und die Blasenentleerung regeln, verloren gehen. Diesen Verlust nennt man Inkontinenz. Üblicherweise erscheint das Symptom Harninkontinenz vor der Stuhlinkontinenz. Eine Harninkontinenz kann auch außerhalb des eigentlichen Krankheitsgeschehens ihre Ursache haben. Solche Ursachen sind die Prostatavergrößerung, Infektionen, Frauenleiden, Wechselwirkungen von Medikamenten oder Verwirrtheitszustände.

Ursachen für eine Stuhlinkontinenz außerhalb des eigentlichen Krankheitsgeschehens sind Darmverstimmungen und Infektionen. Bei Verstopfung gibt es eine Fülle von diätetischen Möglichkeiten wie Ballaststoffe und gewisse Zuckerstoffe.

Abführmittel führen rasch zur Gewöhnung und Darmträgheit.

Tipps gegen Blasen-Darm-Störungen

- Wichtig ist Regelmäßigkeit (siehe Toilette).
- Bei Problemen Inkontinenzvorlagen verwenden.

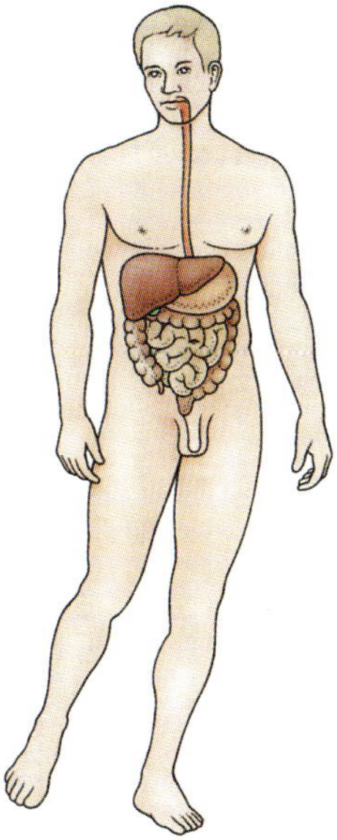

Verdauungsstörungen und Störungen der Ausscheidung plagen den fortgeschrittenen Alzheimer-Patienten und dessen Pfleger.

- Blasenkatheter möglichst nicht verwenden.
- Abführmittel vermeiden, besser sind stuhlerweichende Mittel wie gewisse Zuckerstoffe (Lactulose) oder eingeweichte Dorrzwetschgen (-pflaumen).
- Im Notfall Darmeinläufe machen.

Körperliche Störungen

Ein Problem des Alzheimer-Kranken ist, dass er Schwierigkeiten hat, körperliche Beschwerden und Störungen auszudrücken. So wie manche von der Krankheit Betroffene auf Durst oder Hunger nur mit Unruhe reagieren, kann sich Schmerz als unbestimmtes Unwohlsein ausdrücken. Für den betreuenden Angehörigen ist es wichtig, versteckte Signale zu erkennen und richtig zu deuten.

Austrocknung

Wird zu wenig getrunken, trocknet der Körper aus. Beim Alzheimer-Patienten ist diese Gefahr erhöht, weil das Durstgefühl vermindert oder aufgehoben sein kann. An sich ist eine Austrocknung leicht zu erkennen, beim Patienten können die Äußerungen aber bloße Unruhe oder Schwierigkeiten mit der Orientierung sein.

Tipps zur Erkennung von Austrocknung

- Eine zwischen Daumen und Zeigefinger genommene Hautfalte verstreicht nach Loslassen sofort, wenn der Körper genug Flüssigkeit hat. Bei Austrocknung bleibt die Hautfalte »stehen«.
- Lassen Sie sich die Zunge zeigen: Bei Austrocknung verliert die Zunge ihre rosa Farbe, bekommt einen weißlichen Belag und wird stark gefurcht.

Verstopfung

Aktiv tätig werden sollten Sie, wenn die Abstände zwischen den Stuhlgängen 5 Tage betragen. Stuhlgang alle 2 – 3 Tage dagegen ist durchaus normal.

Hartnäckige Verstopfung beschert dem Kranken Missempfindungen und Nervosität bis zur Aggressivität. Abführmittel sollten nur im äußersten Fall und nach Rücksprache mit dem Arzt angewendet werden.

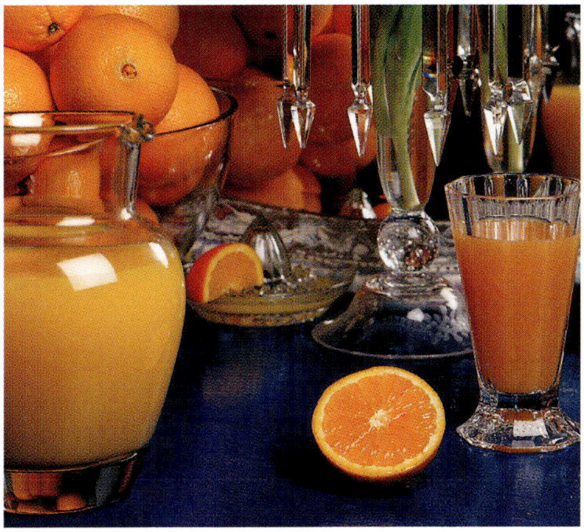

Wird zu wenig getrunken, trocknet der Körper aus.

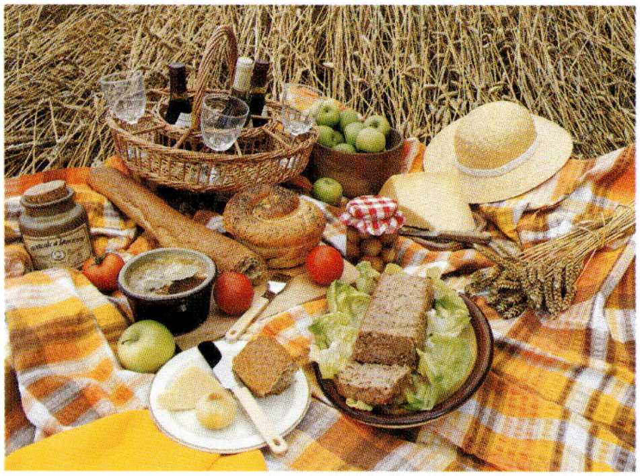

Beleben Sie den Speiseplan mit Ballaststoffen und Obst.

Tipps gegen Verstopfung

- Achten Sie auf eine ausreichende Trinkmenge über den Tag.
- Beleben Sie den Speiseplan mit Ballaststoffen wie Vollkornbrot, Kleie, Gemüse, Salat und Obst und eingeweichtes Dörrobst.
- Sorgen Sie für ausreichende Bewegung.
- Einläufe sind besser als Abführmittel: Beides nur nach Rücksprache mit dem Arzt verwenden!

Schmerzen

Das Signal Schmerz kann beim Alzheimer-Kranken zweifach gestört sein. Zum einen setzt die Krankheit die Schmerzempfindung herab und zum anderen kommt es vor, dass der Patient Schmerzen äußert, obwohl er sich aus anderen Gründen unwohl fühlt.

Tipps zur Schmerzerkennung

- Achten Sie verstärkt auf die Körpersprache und nicht nur auf sprachliche Äußerungen.
- Schmerz ist oft an einer Schonhaltung oder Abwehrbewegung zu erkennen.
- Bei Unklarheiten sprechen Sie umgehend mit dem Arzt.

Wundliegen

Wundliegen entsteht an eingerissener, schlecht durchbluteter Haut. Gefährdet sind alle bettlägerigen Kranken, deren Körperteile längere Zeit auf der Unterlage aufliegen. Es gibt eine Reihe von Maßnahmen gegen Wundliegen.

Tipps gegen Wundliegen

- Der Patient soll seine Liegeposition möglichst oft ändern.
- Wechseldruckmatratzen und Kissen entlasten gefährdete Hautstellen. Entsprechende Hilfsmittel gibt es auf Rezept.
- Cremes und Salben können Wundliegen verhindern, sie halten die Haut elastisch.

Zahnprobleme

Probleme mit den Zähnen stören den Essvorgang und können zu Verdauungsstörungen führen.

Tipps zur Zahnpflege

- Zähne und Prothesen regelmäßig reinigen.
- Bevorzugen Sie milde, gut schmeckende Zahnpasten und Mundwässer.
- Vergessen Sie beim Alzheimer-Patienten nicht auf den regelmäßigen Besuch beim Zahnarzt.

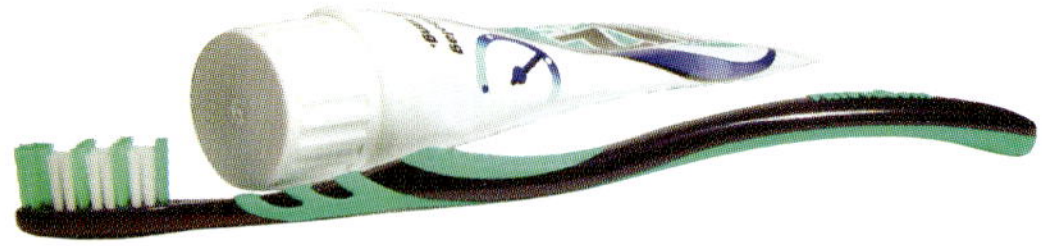

Sehen und Hören

Mit der Umwelt in Verbindung zu bleiben, ist für den Alzheimer-Kranken meist schwer genug. Noch schwieriger wird jegliche Kommunikation, wenn Hören und Sehen vermindert sind: Das Gefühl der Isolation verstärkt sich.

Tipps für gutes Sehen und Hören

- Gehen Sie regelmäßig zum Augenarzt und lassen Sie Fern- und Sehbrille anpassen.
- Sorgen Sie im Bedarfsfall rechtzeitig für ein Hörgerät. Wird eine Schwerhörigkeit übersehen, kann das Training mit einem Hörgerät zu einem hoffnungslosen Unterfangen werden.
- Anzeichen für schlechtes Sehen kann Stolpern sein oder das Nichtfinden von beschrifteten Türen.
- Anzeichen für schlechtes Hören kann Nichtreagieren des Patienten sein, wenn Sie ihn von der Seite ansprechen oder wenn der Patient unangemessen laut spricht.

Medikamente

Meist wurden mehrere Medikamente in verschiedenen Dosierungen verordnet.

Tipps zu Medikamenten

- Alle aktuellen Medikamente gehören mit ihrer Dosierung auf eine Liste.
- Vermerken Sie auch den Beginn einer Therapie mit einem bestimmten Medikament.
- Halten Sie fest, welche Medikamente bisher genommen wurden und wann und warum sie abgesetzt wurden.
- Ändern Sie Medikamente und deren Dosierung nur nach Rücksprache mit dem Arzt.
- Berichten Sie dem Arzt von möglichen Nebenwirkungen.
- Verwenden Sie eine unterteilte Pillenschachtel und für Teilungen eine »Pillenguillotine«.
- Achten Sie auf die regelmäßige und richtige Einnahme der Mittel.

Erholsame Alltagspausen

Sowohl der Kranke als auch Sie selbst benötigen Entspannung und Abwechslung vom Alltag. Planen Sie neben der täglichen Routine gemeinsame Freizeitaktivitäten ein. Integrieren Sie Familienmitglieder oder Freunde in die Freizeitgestaltung, damit auch Sie selbst Erholung finden.

Gemeinsame Vorlieben

Behalten Sie gemeinsame Vorlieben so weit wie möglich bei: Lesen oder Vorlesen, Spaziergänge und Musik hören bringen Abwechslung in den Alltag. Auch ein guter Film im Fernsehen kann dem Patienten Spaß machen, jedoch sollten Sie auf gewalttätige Filme verzichten.

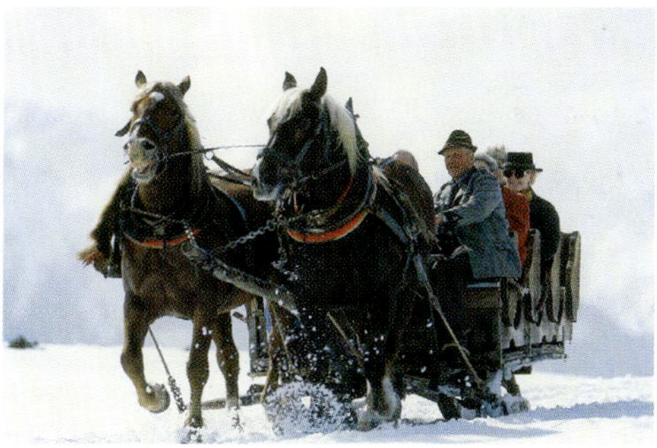

Behalten Sie gemeinsame Vorlieben so weit wie möglich bei.

Bewegung

Viel Bewegung tut gut. Wandern oder Spazierengehen sind eine gute Möglichkeit, fit zu bleiben. Ein Grundbedürfnis des Menschen ist Bewegung. Viele Alzheimer-Patienten haben einen gesteigerten Bewegungsdrang, den man nur nützen muss, zumal der so genannte **»Wandertrieb«** in der Nacht zum Problem werden kann.

Es ist also nur günstig, auf die Auslebung des Bewegungsdrangs zu achten. Schließlich hat das für den Patienten eine körperliche Ermüdung zur Folge, wodurch der nächtliche Wandertrieb vermindert oder sogar ausgeschaltet werden kann. Nicht zu vergessen ist, dass die intakte Gehfähigkeit des Patienten jede Art von Betreuung enorm erleichtert. Durchschnittlich helfen 2 Spaziergänge pro Tag, wobei der zweite in den späteren Nachmittag verlegt werden sollte, um für die kommende Nacht eine ausreichende Müdigkeit zu erzeugen.

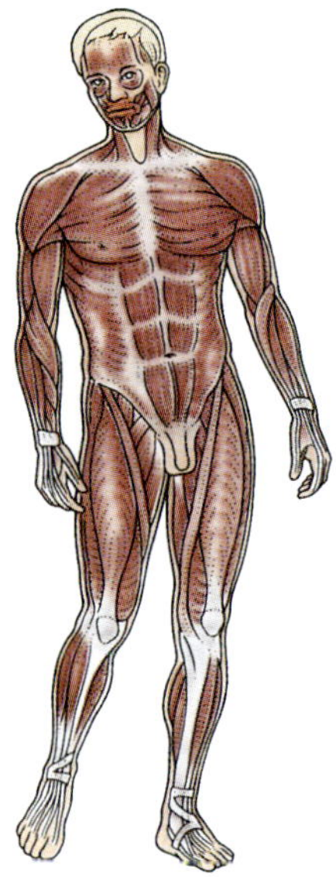

Die Beanspruchung der Körpermuskeln führt zur Ermüdung und fördert den Nachtschlaf.

Achtung: Wenn Sie auf den (fortgeschrittenen) Alzheimer-Patienten zugehen, tun Sie dies nicht direkt, denn das kann Angst und Unruhe bewirken. Besser ist, sich der Bewegungsrichtung des Kranken anzuschließen und ihn zu begleiten. Die günstigste Art, sich dem Patienten zu nähern ist seitlich schräg von rechts. Dann den Patienten an dessen rechter Seite begleiten.

Der Grund dafür: Optische Reize und Hautkontakte von der rechten Körperhälfte werden hauptsächlich in der linken Gehirnhälfte verarbeitet und das gefühlsmäßige Erlebnis ist im Vergleich zum umgekehrten Vorgehen angenehmer. Weiters: Eine langsame Richtungsänderung beim Spazierengehen gelingt am besten, wenn Sie dem Gesprächsstoff einen anderen Inhalt geben. Bei jeder Kontaktaufnahme mit dem Patienten ist es günstig, möglichst viele Sinne anzusprechen: Also freundlich begrüßen, langes Händeschütteln, ständiger Blickkontakt und zusätzliche Berührungen wie Umarmen oder Arm auf die Schulter legen.

Beobachtung und Zuwendung helfen bei der Entscheidung, wie lange man den Patienten allein gehen lassen darf. Hilfreich ist, immer den ganz gleichen Weg zu gehen. Das immer gleiche Familienmitglied als Begleiter ist natürlich die beste Lösung, diese wird aber nicht immer zu verwirklichen sein. Wenn die Begleitpersonen wechseln, muss man diese auf eventuell **ungewöhnliche Reaktionsweisen** des Kranken vorbereiten. Als Begleiter einen kleinen Hund zu wählen, ist nur bei Menschen angebracht, die lebenslang an Hunde gewöhnt waren.

Tanzen

Tanztherapie

Rhythmische Musik ist gut geeignet, den Kranken in Bewegung zu versetzen und sie kann ihn animieren, mitzusingen oder zu summen. Für nicht wenige Alzheimer-Kranke kann eine Tanztherapie bis in Spätstadien sinnvoll durchgeführt werden.

Positiv dabei ist der menschliche Kontakt, unterstützend wirkt das Führen beim Tanzen. Die Bewegung zur Musik gibt dem Kranken Sicherheit und stärkt die Leistungsfähigkeit. Selbsthilfegruppen bieten Tanzabende an. Falls die Teilnahme dort nicht möglich ist, kann man es auch zu Hause versuchen. Gelegentlich funktioniert es nicht auf Anhieb. Dann kann ein Vortanzen mit einer anderen Person den Umschwung bringen.

Musiktherapie

Musik als Behandlung einzusetzen, bewährt sich meist dann, wenn der Kranke auch bisher schon gerne Musik gehört hat. Musik kann helfen, Getriebenheit und Unruhe zu dämpfen. Bedenken muss man 2 Dinge:

- Zum Einsatz sollte nur jene Musik kommen, die dem Patienten aus dem bisherigen Leben vertraut und angenehm war.
- Beobachtung des Patienten soll uns zeigen, wie er auf die Musik reagiert. Eine allzu rhythmische Musik (wie fürs Tanzen) eignet sich meist nicht, sie senkt die Aggressionsschwelle und verstärkt aufkeimende Unruhe.

Bei der Auswahl der Musik wird am ehesten klassische Musik oder so genannte meditative, beruhigende zum Einsatz kommen. Falls es sich als günstig erweist, ist auch gegen jede Art von Volksmusik nichts einzuwenden. Nochmals: Probieren und beobachten!

Falls sich Unruhezustände immer zur selben Uhrzeit einstellen, kann es hilfreich sein, das Musikstück 1 Stunde vorher abzuspielen. Nicht selten führt dies zum Ausbleiben des Unruhezustandes.

Lieblingsmusik (kann durchaus jeden Tag dieselbe sein) immer zur selben Zeit abzuspielen, kann eine gute Idee sein.

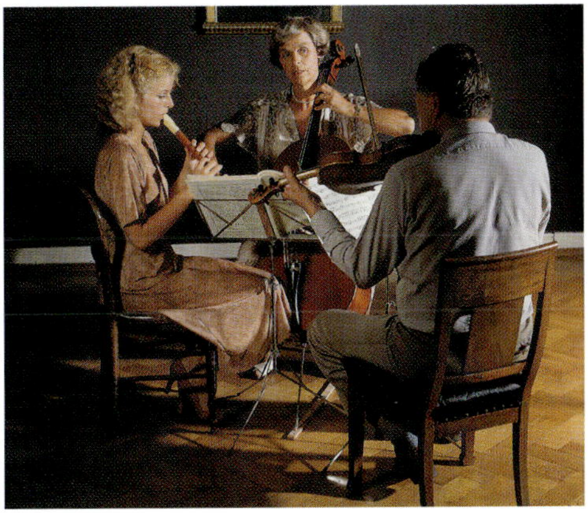

Klassische Musik oder so genannte meditative, beruhigende Musik kann zum Einsatz kommen.

Patienten, die früher selbst ein Musikinstrument gespielt haben, kann man auffordern, mitzusingen oder – im besten Fall – selbst mitzuspielen. Auch bloßes Mitklopfen des Taktes zeugt davon, dass man die richtige Wahl getroffen hat.

Hört der Patient einfach nur zu, sollte man beobachten, wie lange seine Aufmerksamkeit dabei zu gewinnen ist.

Musiktherapie ist für alle Krankheitsstadien geeignet, in der Krankheit sehr weit fortgeschrittene Kranke sprechen immer günstig darauf an. Voraussetzung ist immer die richtige Auswahl.

Tiertherapie

Sie kommt dann in Frage, wenn der Patient auch schon bisher an Tiere gewöhnt war. Haustiere bringen Freude und können zu Bewegung animieren (Hund). Auch die Pflege

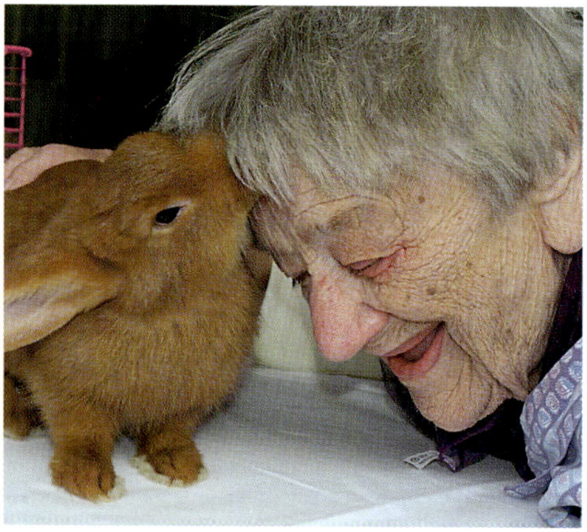

Grundsätzlich sind auch bloße Streicheltiere überlegenswert.

des Tieres führt zu regelmäßiger Beschäftigung und hilft gegen Vereinsamung und Isolation. Die Gesamtverantwortung für das Tier sollte aber in jedem Fall nicht dem Patienten, sondern einer anderen Person übertragen werden. Grundsätzlich sind auch bloße Streicheltiere überlegenswert und es spricht auch nichts gegen Stofftiere.

Puppentherapie

Die Befassung mit Stofftieren zählt dazu. Obwohl die Puppentherapie nicht für jeden Kranken geeignet ist, kann sie fallweise zur Beschäftigungstherapie beitragen.

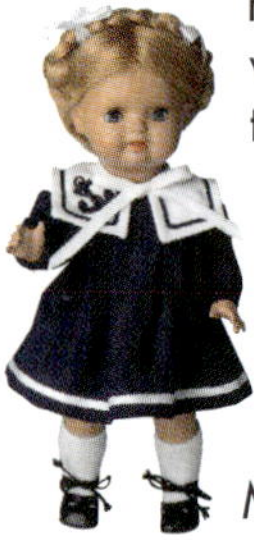

An- und Ausziehen von Puppen, Frisieren, »Körperpflege« und dergleichen können die Rhythmisierung des Tagesablaufes sinnvoll ergänzen. In jedem Fall hat der Patient die Möglichkeit, Zuwendung auszuleben.

Zeichen- und Maltherapie

Es ist einen Versuch wert, dem Patienten die Möglichkeit zu geben, sich durch Malen oder Zeichnen auszudrücken. Leichter geht es, wenn diese Beschäftigung schon früher gepflogen wurde, aber: Probieren schadet nicht, auch wenn keine Vorübung vorhanden ist. Günstig ist, einen Malplatz zu schaffen, der auch unordentlich und schmutzig sein darf.

Urlaub

Ein gemeinsamer Urlaub bringt Erholung für Sie und den Kranken. Nutzen Sie Urlaubsangebote von Selbsthilfegruppen und wählen Sie eine für den Patienten gewohnte Umgebung aus, in der er sich wohl fühlt und gut zurechtfindet.

Alltagshilfen

Es ist hilfreich, Ihr Lebensumfeld den Bedürfnissen des Kranken anzupassen. Bieten Sie ihm dann Unterstützung an, wenn er sie benötigt. Gehen Sie vor allem bei Veränderungen sehr behutsam vor und lassen Sie dabei die individuelle Verfassung des Kranken nicht außer Acht. Entfernen Sie Gefahren und schaffen Sie Erleichterungen.

Beseitigen Sie **Stolpersteine** und **Gefahrenquellen:** Teppiche, die rutschen, zerbrechliche Vasen, aber auch Messer und Scheren. Günstig sind kontrastreiche Böden ohne Schwellen. Kontrast- und Orientierungsstreifen auf dem Boden anzubringen, kann hilfreich sein, besonders zur Orientierung in der Nacht.

Veränderungen in der Wohnung sollten immer nur langsam, schrittweise und dem augenblicklichen Stadium der Krankheit angepasst vorgenommen werden.

Verlegen und Verlieren

Alzheimer-Kranke verlieren oder verlegen Gegenstände des persönlichen Bedarfes. Die Tatsache des Verlierens oder Verlegens ist ihnen allerdings nicht bewusst.

Das Problem lässt sich entschärfen, indem man Kämme, Zahnbürste, Brille und Ähnliches an einem Kettchen befestigt. Alle diese Gegenstände sollten immer am selben Ort zu finden sein.

Wanderwege

Schaffen Sie »Wanderwege« durch die Wohnung. Markierungen erleichtern es dem Kranken sich zurecht zu finden.

Sorgen Sie überall für helles Licht in der Wohnung. Licht erleichtert dem Patienten die Orientierung und verringert seine Angst vor Eindringlingen. Achten Sie darauf, dass das Licht nicht blendet. In der Nacht dauerbeleuchtet sollte der Weg zwischen Schlafzimmer und Toilette bzw. Badezimmer sein.

Treppen

Versehen Sie die Treppen mit rutschfesten Belägen. Installieren Sie an beiden Seiten der Treppen stabile Handläufe. Überlegenswert ist, am oberen Ende der Treppe eine Tür anzubringen. Kennzeichnen Sie das oberste und unterste Ende einer Treppe mit greller Farbe.

Fußboden

Entfernen Sie lose Teppiche oder Läufer. Vorsicht bei spiegelnden Fußbodenflächen: Der Patient könnte sie für Wasser oder Eis halten. Entfernen Sie lose elektrische Kabel. Türschwellen entschärft man durch kleine, flache Rampen.

Fenster und Türen

Fenster, die nur gekippt werden können, sind sicherer. Haustür und Balkontüren müssen durch stabile Schlösser gesichert werden. Wenn nur irgendwie möglich, sorgen Sie dafür, dass der Patient die Wohnung nicht unbemerkt verlassen kann.

Garten

Der Garten muss eingezäunt sein, damit der Patient nicht unbemerkt das Anwesen verlassen kann. Sichern Sie Gartenwerkzeuge (Scheren, Messer etc.) und Chemikalien (Pflanzenschutzmittel!).

Badezimmer

Die Ausstattung des Badezimmers mit ein paar nützlichen und krankengerechten Details unterstützt Sie und den Patienten bei der täglichen Körperpflege und minimiert Unfallrisiken.

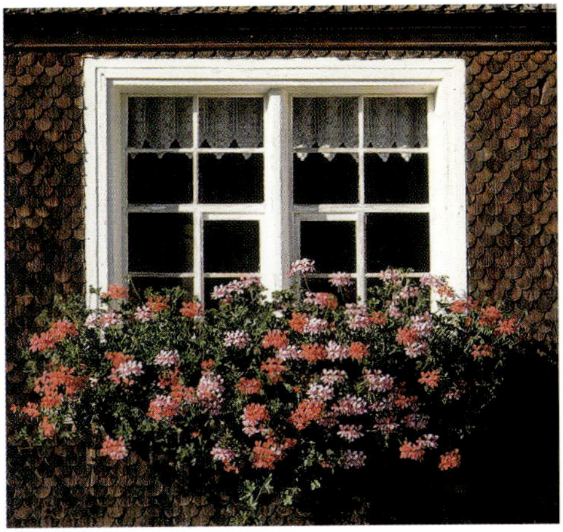

Fenster, die nur gekippt werden können, sind sicherer.

Dazu gehören beispielsweise Haltegriffe an Dusche, Badewanne und Toilette, ein Hocker in der Dusche, ein Wannenlift, eine Warmwassersicherung und ein rutschfester Boden. Entfernen Sie Teppiche oder Läufer im Bad. Legen Sie rutschfeste Matten in Badewanne und Dusche. Ein Stuhl in der Badewanne erweist sich oft als sicherer und praktischer als die Badewanne. Ziehen Sie den Schlüssel von der Badezimmertür ab: Der Patient ist eventuell noch in der Lage, die Tür von innen zu versperren, nicht aber, diese wieder zu öffnen. Bewahren Sie Wasch- und Putzmittel an einem sicheren Ort auf: Mit zunehmendem Krankheitsstadium steigt die Gefahr, dass solche Mittel vom Patienten mit Getränken verwechselt werden. Entfernen Sie alle beweglichen Gläser und Spiegel aus dem Bad – Bruch- und Verletzungsgefahr!

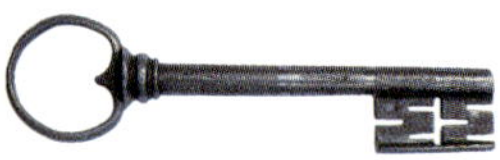

Ziehen Sie den Schlüssel von der Badezimmertür ab.

Türschlösser

Räume versperren und beschriften. Alle Räume des Hauses/der Wohnung sollten Aufschriften tragen (»WC«, »Schlafzimmer«, »Badezimmer« usw.). Zu einem großen Problem und zur Gefahrenquelle kann für den fortgeschrittenen Alzheimer-Kranken die Küche werden: Kranke vergessen den eingeschalteten Herd, verbrennen Speisen und beschwören die Gefahr eines Zimmerbrandes herauf.

Wenn man möchte, dass der Patient ein bestimmtes Zimmer nicht betritt, kann man versuchen, die Tür zu diesem Zimmer in der Wandfarbe zu streichen. Der Patient kann dadurch erfolgreich getäuscht werden und geht nicht mehr durch diese Tür, da er sie für die Wand hält.

Notizzettel

Zettel an einer Pinwand und das Speichern der wichtigsten Telefonnummern sind ebenso wie kleine Trainings-Übungen eine hilfreiche Gedächtnisstütze. Zur einfacheren Orientierung im Alltag tragen auch eine Erinnerungsecke mit Fotos von Angehörigen oder markierte Daten im Kalender bei.

Zimmertemperatur

Wichtig ist, die Raumtemperatur eher niedrig zu halten. Alle Temperaturen über 21 – 22 °C fördern die ohnehin vorhandene Bereitschaft zu aggressivem Verhalten.

Beleuchtung

Sorgen Sie für indirekte, helle Beleuchtung, die keine Schatten wirft. Alzheimer-Kranke empfinden Schatten als Personen oder bedrohliche Gegenstände. Günstig ist gelbliches »Tageslicht«, das am besten mit herkömmlichen Glühlampen erzeugt wird.

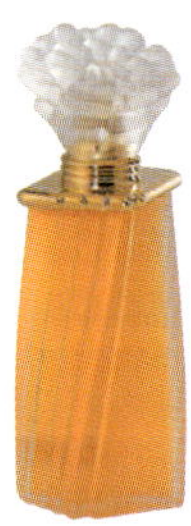

Gerüche

Alle Patienten empfinden angenehme Gerüche als wohltuend und beruhigend. Mehrmals am Tag Raumsprays oder Parfums zu versprühen, schafft dem Kranken ein angenehmes Klima.

Auto

Gerade das Auto stellt für manche Menschen ein wichtiges Symbol der Unabhängigkeit und Selbständigkeit dar.

Daher sollte eine eventuelle Übergabe des Autoschlüssels mit Feingefühl erfolgen. Beraten Sie sich hier mit Ihrem Arzt über die beste Vorgehensweise.

Arztbesuche

Regelmäßige ärztliche Kontrolluntersuchungen von Augen, Ohren und Zähnen sowie Kontrollen von Herz, Kreislauf, Blutdruck, Lunge und Blutwerten beugen Risiken und Krankheiten vor. Informieren Sie bei Vorsorgeuntersuchungen die Ärzte über die vorliegende Alzheimer-Erkrankung. Achten Sie darauf, dass Medikamente regelmäßig eingenommen werden und die Dosierung vom Arzt kontrolliert wird.

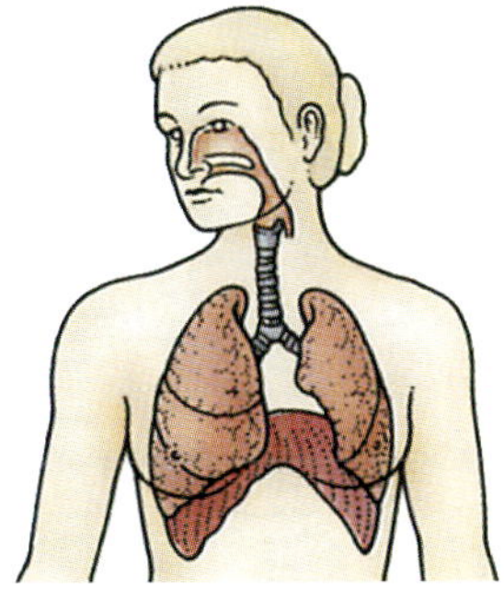

Alle Körperorgane, besonders des Atemwegssystems, bedürfen beim Alzheimer-Patienten einer regelmäßigen ärztlichen Kontrolle.

Verhalten in Konfliktsituationen

Möglicherweise sind Ihnen bei Ihrem Alzheimer-Patienten Wesensveränderungen bzw. Verhaltensstörungen, wie **Angst,** Aggressivität, Misstrauen, Unruhe, Wahnideen und **Depressionen** aufgefallen. Sie gehören zum Krankheitsbild, können aber auch durch das Umfeld ausgelöst werden. So können etwa Dunkelheit oder zu enge Kleidung Probleme verursachen, die leicht zu vermeiden sind.

Familienmitglieder und Betreuer können auch durch individuelle Anpassung manche Konflikte verhindern. Vermeiden Sie vor allem **Kritik** oder Schuldzuweisungen gegenüber dem Kranken. Oft hilft das Ablenken mit Musik oder ein Spaziergang. In schwierigen Situationen kann es notwendig sein, Hilfe zu holen. Neben Nachbarn und Verwandten stehen Ihnen auch Beratungsstellen zur Verfügung. Auch Ihr Arzt hilft Ihnen in solchen Situationen weiter.

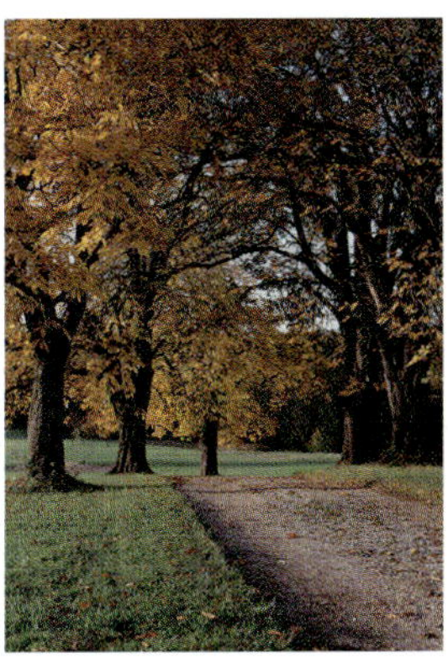

Wandertrieb

Ein typisches Symptom der Alzheimer-Krankheit ist der **übermäßige Wandertrieb.** Mit wenigen Hilfsmitteln können Sie Gefahren, die damit verbunden sind, vermeiden:

- Informieren Sie die Nachbarn und die nähere Umgebung (z. B. Geschäft, Bank) über die Krankheit, so dass diese vorbereitet sind und sich bei Ihnen melden oder Hilfe holen, wenn der Kranke alleine unterwegs ist.
- Ein Ausweis oder ein Armband mit Name, Adresse und der Telefonnummer der Betreuungsperson hilft für den Fall, dass sich der Kranke verlaufen sollte.
- Unternehmen Sie mit Ihrem Patienten ausgiebige Spaziergänge, damit er seinen Bewegungsdrang ausleben kann.

Rechtliche Angelegenheiten und schwere Entscheidungen

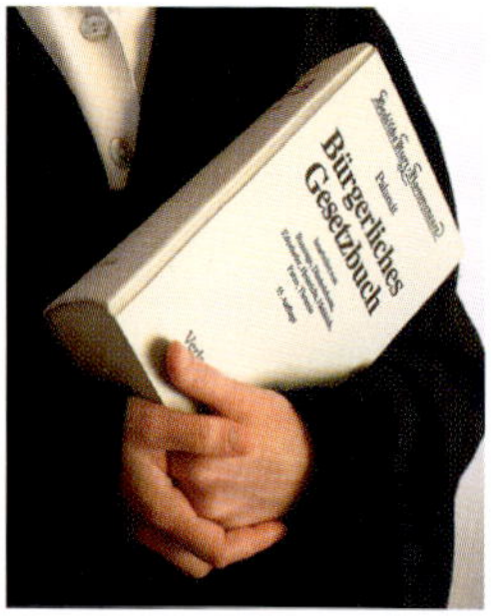

Sobald die Diagnose »Alzheimer« bei Ihrem Angehörigen fest steht, werden Sie zunehmend mit einer Fülle von Entscheidungen konfrontiert, die Ihnen ausnahmslos schwer fallen werden. Es wird kaum möglich sein, alle Fragen alleine zu entscheiden; vielmehr ist es meist unumgänglich, diesbezüglich engsten Kontakt mit allen anderen Familienmitgliedern zu halten und auch Rechtsbeistand einzuholen.

Die Fragen, um deren Beantwortung es geht, sind folgende:

- Wie viel von der Diagnose soll der Patient erfahren?
- Wie lange kann ein allein stehender Patient weiterhin in seiner Wohnung bleiben?
- Ab wann braucht der Patient Hilfe bei der Erledigung von Amts- und Geldgeschäften (Überweisungen usw.)?
- Darf der Patient noch Autofahren?
- Müssen spezielle Versicherungen abgeschlossen werden?
- Ab wann ist die Unterbringung in einem Pflegeheim erforderlich?
- Hat der Patient ein Testament verfasst?
- Gibt es Gründe und Umstände dafür, dass ab einem bestimmten Zeitpunkt die ärztliche Behandlung nicht mehr intensiviert oder gar abgesetzt werden sollte?

Aufklärung

Nicht nur Angehörige, sondern auch Ärzte scheuen sich, Alzheimer-Kranke über ihr Leiden aufzuklären. Gerade am Beginn der Krankheit ist es für die Patienten aber wichtig, diese über Ursachen, Verlauf und Behandlung aufzuklären. In allen Fällen ist es von Nachteil, wenn dem Patienten ohne weitere Erläuterungen die Diagnose mitgeteilt wird. Entscheidend in der Aufklärung ist, dem Patienten zu vermitteln, dass die Krankheit einen sehr unterschiedlichen Verlauf nehmen kann und dass eine wirksame Behandlung zur Verfügung steht. Man muss dem Patienten die Gewissheit geben, dass er mit seiner Krankheit nicht alleine dasteht.

Tipps zur Aufklärung

- Verwenden Sie das Wort »Alzheimer« nicht ohne zusätzliche Erläuterungen.
- Versuchen Sie in Gesprächen herauszufinden, welche Befürchtungen der Patient hegt.
- Vermitteln Sie dem Patienten die Sicherheit, dass kommende Probleme zu bewältigen sind.

Aufgabe der Wohnung

Ab dem 3. oder 4. Krankheitsjahr ist es um die selbständige Lebensfähigkeit zunehmend schlechter bestellt. Dieses Problem ist relativ klein, wenn der Patient im Familienverband lebt, und absolut groß, wenn der Patient allein stehend ist.

Für den allein stehenden Patienten gilt der Grundsatz: »So lange wie möglich in der Wohnung bleiben, aber rechtzeitig für die Alternative sorgen«. Die Gründe dafür ergeben sich aus der bisherigen Erfahrung mit Alzheimer-Patienten: Einerseits gibt die vertraute

Umgebung dem Patienten Orientierung und Sicherheit und andererseits ist ein Wohnungswechsel fast immer mit einer Verschlechterung der Krankheitssymptome verbunden.

In der Übergangsphase kann man die Versorgung des Patienten sicherstellen durch verschiedene Haushilfen des Sozialdienstes. Probleme ergeben sich dann, wenn der Patient fremde Personen ablehnt oder gar nicht einsieht, warum ihm jemand helfen soll. Eine Lösung solcher Probleme ist meist möglich, wenn solche Hilfsdienste und »helfenden Hände« ganz behutsam in den Lebenskreis des Patienten eingeführt werden. Hilfspersonen kann man auch als »Bekannte« oder »Hauspersonal« vorstellen und einführen. Solche Beziehungen aufzubauen, kann allerdings Monate dauern. Zur Versorgung unter der Woche können auch Tagesstätten dienen.

Ein Verbleiben in der Wohnung ist jedenfalls dann nicht mehr möglich, wenn der Patient sein eigenes Zuhause nicht mehr erkennt, immer wieder wegläuft und alleine nicht mehr zurückfindet und eine Versorgung rund um die Uhr nicht mehr möglich ist. Die Unterbringung in einem Heim ist in solchen Fällen immer dann nötig, wenn eine Versorgung durch die Familie nicht möglich ist.

Finanzen

Schon in einem sehr frühen Krankheitsstadium können finanzielle Angelegenheiten wie das Führen eines Kontos, das Ausstellen eines Schecks, das Tätigen von Überweisungen zu unüberwindlichen Hindernissen werden. Das probateste Mittel, dem Patienten zu helfen, ist eine Vollmacht. Die Vollmacht besteht darin, dass der Patient mit rechtsgültiger Unterschrift eine oder mehrere Personen seines Vertrauens beauftragt, bestimmte Geldgeschäfte oder alle

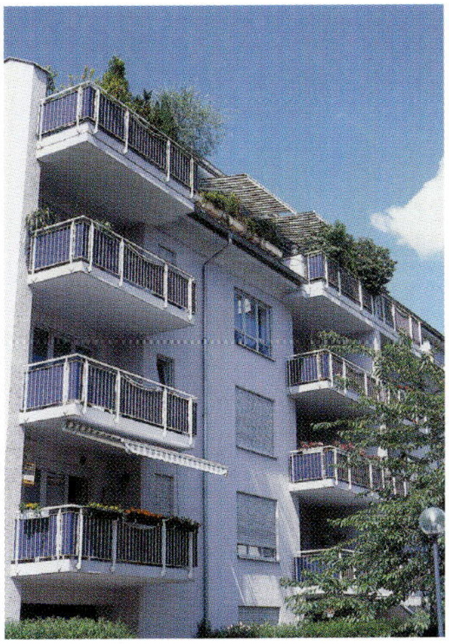

So lange wie möglich in der Wohnung bleiben, aber rechtzeitig für die Alternative sorgen.

Vermögensangelegenheiten zu übernehmen. Für größere Geldgeschäfte wie Grundstücks- oder Hausverkauf ist dagegen eine Generalvollmacht erforderlich.

Muss oder möchte man ohne Vollmacht auskommen, kann das zuständige Gericht eine Person zum rechtlichen Vertreter des Patienten in genau festgelegten Angelegenheiten bestimmen. Dieser »Sachwalter« ist gegenüber dem Gericht verpflichtet, Rechenschaft über seine Tätigkeit abzulegen.
Selbsthilfegruppen, Vereine für Sachwalterschaft, die Rechtsanwaltskammer, die Notariatskammer und das Pflegschaftsgericht erteilen hier entsprechende Auskünfte.

Autofahren

Patienten, bei denen die Diagnose Alzheimer feststeht, sollten kein Fahrzeug mehr lenken. Die Einschränkungen des Gedächtnisses, der Reaktionszeit und der räumlichen Orientierung haben einen Grad erreicht, der mit »Autofahren« nicht in Einklang zu bringen ist. Probleme

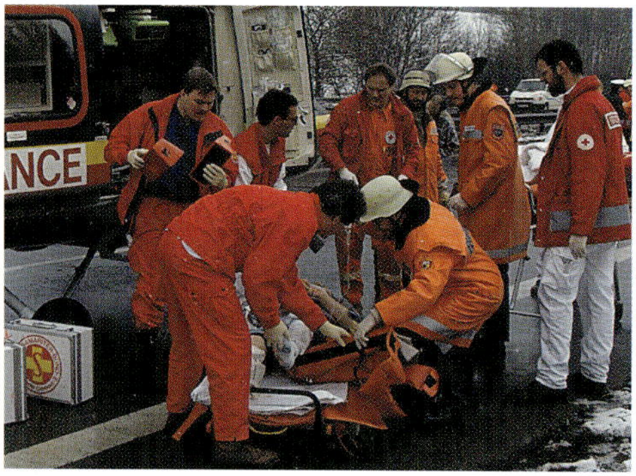

Die Unfallhäufigkeit von Alzheimer-Patienten ist deutlich erhöht.

ergeben sich, weil sich viele Patienten durchaus noch in der Lage fühlen selbst zu steuern. Die Unfallhäufigkeit von Alzheimer-Patienten ist deutlich erhöht, weshalb sie die Konfrontation mit dem Patienten nicht scheuen sollten: Veranlassen Sie eine amtsärztliche Überprüfung der Fahrtüchtigkeit. Andernfalls müssen Sie zu Tricks Zuflucht nehmen, um den Patienten und andere Verkehrsteilnehmer vor Schlimmem zu bewahren.
Verstecken Sie die Fahrzeugschlüssel und lassen Sie das Fahrzeug durch die Werkstatt stilllegen.

Versicherung

Im Falle, dass für den Patienten keine Sachwalterschaft eingerichtet worden ist, sollte man für ihn eine Haftpflichtversicherung abschließen.

Testament

Rechtliche und finanzielle Probleme ergeben sich häufig aus dem Versäumnis des Patienten, ein Testament aufzusetzen. Testamentarische Verfügungen zu treffen, erfordert jedoch gewisse geistige Fähigkeiten, die nur zu Beginn der Krankheit noch vorhanden sind. Falls Sie gemeinsam mit dem Patienten ein Testament aufsetzen, lassen Sie sich vom Arzt die »Testierfähigkeit« bescheinigen. Damit ist sichergestellt, dass der Patient alle rechtlichen Erfordernisse zur Abfassung eines Testamentes erfüllt.

Pflegeheim

3 von 4 Alzheimer-Patienten werden im Laufe der Krankheit in ein Pflegeheim aufgenommen. Die häufigsten Aufnahmegründe sind

- körperliche Pflegebedürftigkeit,
- zunehmende Orientierungsstörungen,
- ständiges Weglaufen,
- hohe Aggressivität und
- Verlust der Blasen- und Mastdarmkontrolle.

Die Wahl des geeigneten Pflegeheimes ist davon abhängig, wie weit bauliche, personelle und pflegerische Maßnahmen am ehesten erfüllt werden. Wichtig sind die Wohnlichkeit der Anlage mit ausreichend Bewegungs- und Aufenthaltsmöglichkeiten im Sichtfeld der Betreuer und beispielsweise ein Garten, der ebenerdig zu erreichen ist.

Im Heim sollte auch die Möglichkeit bestehen, dass sich der Patient nach seinen Fähigkeiten beschäftigen kann und dazu angeregt wird.

Wichtig ist ein möglichst enger, verzahnter Kontakt zwischen Patienten und Betreuern. Eine strikte Trennung zwischen »Personal« und »Patient« sollte nicht sein. Jedes Haus hat eine bestimmte »Philosophie«, fragen Sie danach! Fragen Sie auch nach dem Schlüssel zwischen Personal- und Patientenzahlen. Fragen Sie nach der Organisation der ärztlichen Versorgung!

Wie gut ist das Heim?

Positiv ist das Heim zu bewerten, wenn Sie alle folgenden Fragen mit Ja beantworten können:

- Kann das Zimmer mit persönlichen Möbeln eingerichtet werden?
- Haben die Patienten ausreichende Möglichkeiten der Beschäftigung?
- Existiert ein Garten/Park, in dem die Patienten zu ausreichender Bewegung und frischer Luft kommen?
- Gibt es eine tägliche Krankengymnastik?
- Darf man sich als Angehöriger an der Pflege beteiligen?

Sachwalterschaft

Die Sachwalterschaft für psychisch Kranke oder geistig behinderte Personen dient zu deren Schutz, wenn sie alle oder einzelne ihrer Angelegenheiten nicht mehr ohne Gefahr eines Nachteils für sich selbst besorgen können. Die Bestellung eines Sachwalters ist unzulässig, wenn dem Betreffenden auf andere Weise, z. B. im Rahmen der Familie oder durch Einrichtungen der Behindertenhilfe, geholfen werden kann.
Eine Sachwalterschaft kann von Dritten angeregt werden; den Antrag stellen darf nur der Betroffene selbst, die Angehörigen oder ein Richter. Zuständig ist in 1. Instanz das Bezirksgericht des Wohnortes.

Je nach Ausmaß der Behinderung und Art und Umfang der Angelegenheiten kann ein Sachwalter bestellt werden:

- nur für einzelne Rechtsgeschäfte,
- nur für einen Kreis von Angelegenheiten, z. B. Vermögensfragen,
- für alle Angelegenheiten der behinderten Person.

Bei der Auswahl des Sachwalters nimmt das Gericht Rücksicht auf die Art der Angelegenheiten, für die er bestellt werden soll und ganz besonders auf die persönlichen Bedürfnisse der behinderten Person, um ein Vertrauensverhältnis zum Sachwalter zu gewährleisten. So wird man eine dem Betroffenen nahe stehende Person, etwa einen geeigneten Angehörigen oder Bekannten, mit der Sachwalterschaft betrauen. Erfordert die Besorgung der Angelegenheiten vorwiegend Rechtskenntnisse, so wird ein Rechtsanwalt oder Notar bestellt. Der Sachwalter hat nur im Rahmen der ihm übertragenen Aufgaben zu agieren. Das Gericht soll zum Wohl des Betroffenen immer wieder prüfen, in welchem Ausmaß die Sachwalterschaft für die bestellten Bereiche weiterhin

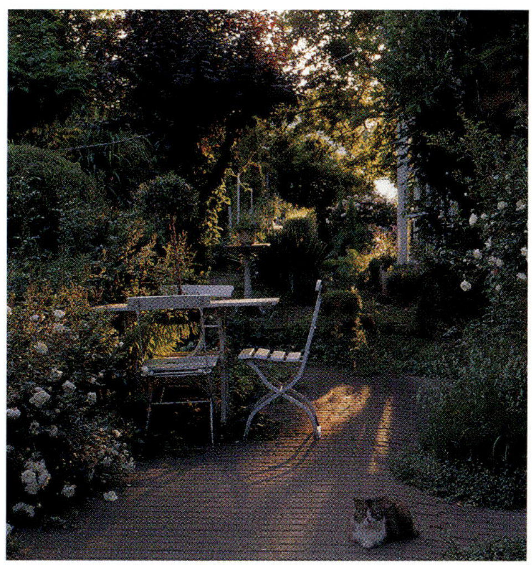

Ein Garten/Park, in dem die Patienten zu ausreichender Bewegung und frischer Luft kommen, ist wichtig.

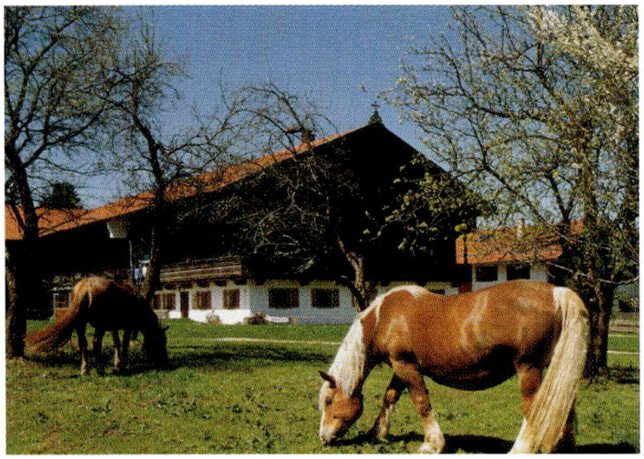

Wenn der Kranke Besitz hat, ist eine Sachwalterschaft notwendig.

notwendig ist und ob die Gebarung des Sachwalters in Ordnung ist. Das Gericht ist also letzte Instanz, der Sachwalter ihm verantwortlich.

Eine Sachwalterschaft bei Alzheimer-Kranken ist notwendig:

- Bei Vermögensangelegenheiten, wenn der Kranke Besitz hat oder als Erbe vorgesehen ist.
- Bei der Zustimmung zu einer Operation.
- Bei der Einweisung in ein Pflegeheim, da das persönliche Einverständnis erforderlich ist.
- Wenn der Kranke auf besonderen Wunsch der Familie aus Spitals- oder Pflegebehandlung entlassen werden soll. Die Punke 2 – 4 lassen sich oft in Kulanz regeln.

Generalvollmacht/Vorsorgevollmacht

Sinnvoll ist, bereits beizeiten mit einer Vollmacht (am besten schriftlich) für Situationen, in denen eigenständige Entscheidungen nicht mehr möglich sind, vorzusorgen.

Diese Vorsorgevollmachten können detailliert abgefasst sein, es ist aber auch möglich, eine Generalvollmacht an eine bestimmte Person des Vertrauens zu erteilen. Eine Generalvollmacht kann, muss aber nicht notariell beglaubigt sein. Sie gilt, so lange die betroffene Person im Vollbesitz ihrer geistigen Fähigkeit ist. Nach den Erfahrungen vieler Familien reichen eine Generalvollmacht und ein Abschöpfungsauftrag bei der Bank aus, sofern Vermögensfragen bereits geklärt sind.

Weiters besteht die Möglichkeit, sich am Pensionskonto eine zweite Zeichnungsberechtigung für eine Person des Vertrauens einräumen zu lassen.

Die **Sachwalterschaft** ist eine **gesetzliche** Vertretungsbefugnis, die **Vollmacht** eine **willkürliche.** Andere rechtliche Strukturen für die Vertretung betroffener Personen durch betreuende Angehörige gibt es nicht.

Bei Fragen zur Sachwalterschaft steht Ihnen der **Verein für Sachwalterschaft und Patientenanwaltschaft, Forsthausgasse 16 – 20, 1200 Wien, Tel. (01) 3 30 46 00, Fax DW 300, E-Mail: vsp@magnet.at,** zur Verfügung.

Unbegrenzte ärztliche Behandlung

Das Endstadium der Alzheimer-Krankheit ist charakterisiert durch zunehmenden Kontrollverlust der Körperbewegungen, von Blase und Darm, es kommt zu Schluckstörungen. Lungenentzündung und Knochenbrüche nach Stürzen sind häufige Gründe für die Aufnahme im Spital. Welche Komplikationen auch immer eintreten, es kann der Tag kommen, an dem sich die Frage stellt, wie intensiv die ärztliche Behandlung fortgeführt werden sollte, davon unberührt ist natürlich die Stillung aller Grundbedürfnisse wie Essen, Trinken, Schmerztherapie und menschlicher Zuspruch.

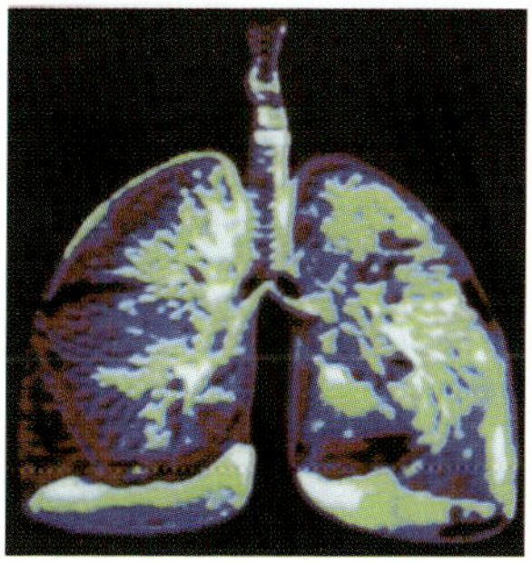

Die Lungenentzündung ist für die meisten Alzheimer-Patienten eine gefährliche und oft fatale Komplikation.

Soweit es irgendwie möglich ist, sollte man über dieses heikle Thema mit dem Patienten in gesünderen Tagen gesprochen haben. Wann und in welcher Form wünscht der Patient die Anwesenheit eines Priesters?

Auf sich selbst nicht vergessen

Die Pflege eines geliebten Menschen, der an Alzheimer leidet, kann für Sie oft anstrengend und belastend sein. Bei Selbsthilfegruppen und Angehörigentraining erhalten Sie Tipps für den Umgang mit Ihrem Patienten sowie Hilfestellung, wie Sie mit Ihrer persönlichen Situation umgehen. So können Sie gemeinsam Lösungsmöglichkeiten für Ihre Probleme finden und einem **Burnout-Syndrom** oder gar **Depressionen** vorbeugen.

Besonders wichtig ist, dass Sie sich auch genügend Zeit nehmen für Ihr eigenes Leben und dass Sie sich Erholungspausen gönnen. Versuchen Sie, Ihren **Hobbys** und all jenen Freizeitaktivitäten, die Ihnen Freude bereiten, weiterhin nachzukommen und sie zu genießen.

Behalten Sie sich Ihren ganz persönlichen Freiraum. Sie brauchen diesen, um der Pflege nachkommen zu können und auf Ihr eigenes Leben nicht verzichten zu müssen. Das ist keine egoistische Sichtweise, vielmehr schützt Sie das vor eigenem Krankwerden – an Leib **und** Seele!

Zögern Sie im Zweifel niemals, **professionelle Hilfe** oder Institutionen in Anspruch zu nehmen.

Trauer

Es ist nahe liegend, dass Sie Trauer empfinden, wenn Sie Ihren geliebten Angehörigen von heute mit dem von damals vergleichen.

Tipps zur Trauer

- Es nützt Ihnen nicht, wenn Sie traurige Gedanken und Empfindungen unterdrücken. Vielmehr helfen Ihnen diese Gedanken und Empfindungen, über den Verlust an schönen Jahren hinwegzukommen.
- Lassen Sie Ihren Gefühlen freien Lauf und sprechen Sie mit anderen Menschen darüber.
- Versuchen Sie trotz der Kümmernisse, das Bild des geliebten Menschen, so wie Sie ihn in gesunden Tagen erlebt haben, im Herzen lebendig zu halten.

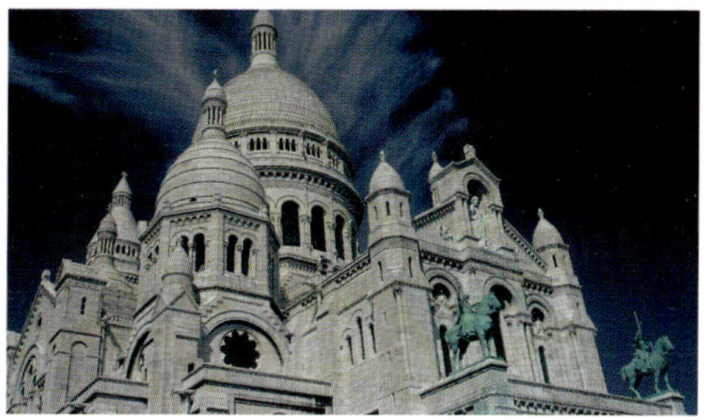

Sprechen sollte man auch über einen geistlichen Beistand.

Vertauschte Rollen

Mutter, Vater, Gattin oder Gatten in einem Zustand der Hilflosigkeit zu erleben, ist ein schmerzvoller Zustand. Sie müssen Aufgaben übernehmen, die früher Ihre Eltern oder der Ehepartner wahrgenommen haben.

Tipps zum Rollentausch

- Bedenken Sie, dass die Bewältigung der Krankheit eine gemeinsame Aufgabe ist.
- Hüten Sie sich vor der Überlegung »Alles oder nichts«: Ihr kranker Angehöriger braucht Hilfe und ist nicht mehr so selbständig wie früher, aber er kann doch noch etliche Aufgaben des persönlichen Alltags erfüllen.
- Fördern Sie jene Fähigkeiten des Patienten, die noch erhalten sind.
- Denken Sie daran: Auch die gewöhnlichen sozialen Umgangsformen und bloße Erinnerungen sind Fähigkeiten.

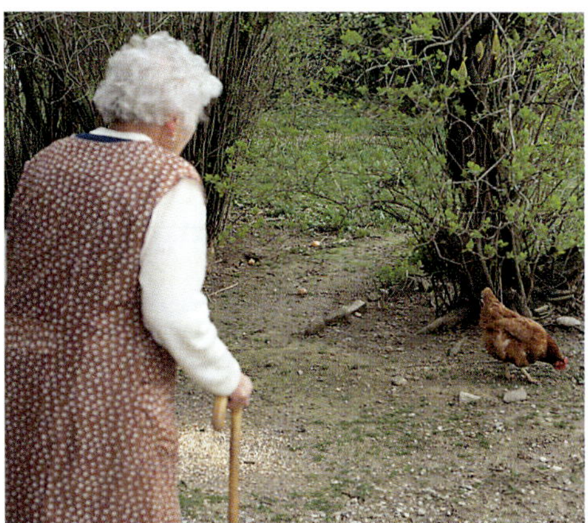

Fördern Sie jene Fähigkeiten des Patienten, die noch erhalten sind.

Wut

Es ist nur natürlich, dass Sie gelegentlich nicht mehr können, die Beherrschung verlieren und Wutausbrüche bekommen.

Ihre körperliche Belastung und der seelische Drahtseilakt sind Stressfaktoren, denen Sie nicht zu jeder Zeit gewachsen sind.

Tipps zur Wut

- Vergessen Sie nicht, dass die Aufgaben, die Ihnen im Zusammenleben mit dem Kranken zuteil werden, extrem schwierig und oft unerfüllbar sind.
- Scheuen Sie nicht das Bemühen um Perfektion, tragen Sie es jedoch mit Gelassenheit, wenn das Ergebnis nicht perfekt ist: Nobody is perfect!
- Mit Gefühlen, auch mit denen der Wut, können Sie dem Patienten fallweise helfen.
- Besprechen Sie mit anderen Menschen Ihre Gefühle.
- Nach einem Wutausbruch: Machen Sie sich keine Gewissensbisse, denn der Patient vergisst »Szenen« viel rascher als Sie selbst, ja, weiß oft nach kurzer Zeit nichts mehr davon.

Peinlichkeit

Es wird vorkommen, dass Sie sich für das Verhalten des Patienten schämen. Es wird öfter vorkommen, dass Sie überlegen, niemandem mehr ins Haus zu lassen und mit dem Patienten nicht mehr das Haus verlassen zu wollen.

Verscheuchen Sie solche Gedanken. Sie nutzen nämlich weder dem Patienten noch Ihnen, ja es besteht die Gefahr, dass Sie sich selbst isolieren.

Tipp zur Peinlichkeit

- Sagen Sie Ihren Freunden und Bekannten, wie es um die Krankheit Ihres Angehörigen steht. Mit dieser Information werden Sie Toleranz ernten, Ihre Umwelt wird befremdliche Verhaltensweisen des Patienten verstehen, womit jegliches »Auskommen« verbessert wird.

Schuldgefühle

Nicht wenige Betreuer von Alzheimer-Patienten werden von Schuldgefühlen gepeinigt. Meist handelt es sich um Gedanken, ob die Krankheit zu verhindern gewesen wäre, ob die Diagnose früher gestellt hätte werden können, ob man nicht mehr tun sollte, dass man gelegentlich die Beherrschung verliert, dass man heimliche Gedanken an ein Pflegeheim hat usw. Trösten Sie sich: Alle diese Selbstvorwürfe sind unbegründet.

Tipps zur »Schuld«

- Denken Sie daran: Mehr als in Ihrer Kraft steht, können Sie für den Patienten nicht tun.
- Auf die Entstehung der Alzheimer-Krankheit hat Ihr Verhalten keinerlei Einfluss.
- Falls Schuldgefühle in Ihnen hochkommen, sprechen Sie mit anderen Menschen darüber.

Nicht zuletzt: An sich selbst denken!

Die Betreuung eines Alzheimer-Kranken ist Schwerarbeit, von der Sie von Zeit zu Zeit entlastet werden müssen.

Eine optimale Pflege ist nur möglich, wenn es Ihnen gelingt, Ihre körperliche Leistungsfähigkeit und psychische Belastbarkeit aufrechtzuerhalten. Sorgen Sie für ausreichenden Schlaf

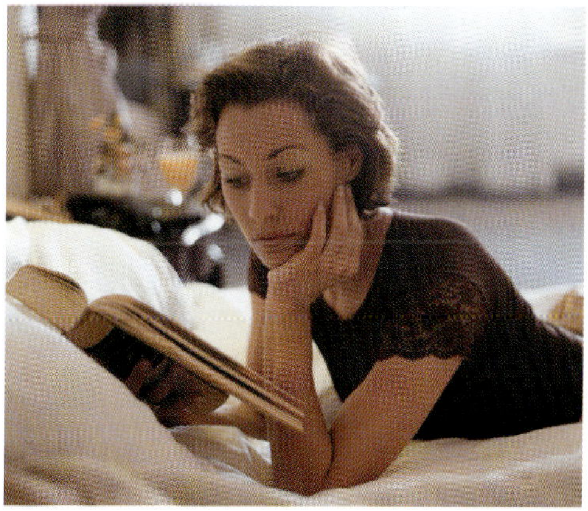

Erholungszeiten sind unerlässlich für Ihre Gesundheit, denn nur ein gesunder Pfleger nutzt dem Kranken.

und für regelmäßige Freiräume, in denen Sie Ihren Interessen nachgehen können. Denken Sie auch an die Zeit nach der Pflege und versuchen Sie, den Kontakt mit Freunden und Bekannten lebendig zu erhalten und daran, dass Ihre Hobbys nicht verkümmern.

Erholungszeiten sind unerlässlich für Ihre Gesundheit, denn nur ein gesunder Pfleger nutzt dem Kranken.

Tipps für »sich selbst«

- Übertragen Sie bestimmte Aufgaben auch an andere Familienmitglieder.
- Organisieren Sie eine ambulante, stundenweise Haushilfe.
- Die Unterbringung in Tagesstätten kann Ihnen eine Verschnaufpause verschaffen.
- Bei akuten Problemen denken Sie an die Möglichkeit einer Kurzzeitpflege in einem Heim.

Finanzielle Hilfe für Angehörige

1. Bundespflegegeld

Das Bundespflegegeldgesetz ist seit 1. Juli 1993 in Kraft. Es ist ein pauschalierter Beitrag für pflegebedingte Mehraufwendungen und wird unabhängig von der Höhe des Einkommens und Vermögens und unabhängig von der Ursache der Pflegebedürftigkeit gewährt.

Der Beginn des Anspruchs ist der auf die Antragstellung folgende Monat. Es gebührt zwölfmal jährlich und unterliegt nicht der Einkommens- bzw. Lohnsteuer. Die Höhe des Pflegegeldes richtet sich nach dem Ausmaß der Pflegebedürftigkeit und wird in sieben Stufen geleistet (derzeit zwischen Euro 145,35 und Euro 1.531,51).

Anspruchsvoraussetzungen sind gewöhnlicher Aufenthalt im Inland, Bezug einer Pension/Rente nach bundesgesetzlichen Vorschriften und ein Pflegebedarf (Betreuung und Hilfe) auf Grund einer körperlichen, geistigen oder psychischen Behinderung oder einer Sinnesbehinderung von durchschnittlich mehr als 50 Stunden pro Monat für voraussichtlich mindestens sechs Monate.

Auf Wunsch des Pflegebedürftigen, seines gesetzlichen Vertreters oder Sachwalters ist bei der Untersuchung die Anwesenheit und Anhörung einer Person seines Vertrauens zu ermöglichen. Hieraus entstehende Kosten werden nicht ersetzt.

Bei der Begutachtung von pflegebedürftigen Personen in stationären Einrichtungen sind zur Beurteilung der konkreten Pflegesituation auch Informationen des Pflegepersonals einzuholen und die Pflegedokumentation zu berücksichtigen.

Bei pflegebedürftigen Personen, die durch ambulante Dienste betreut werden, sind bei der Begutachtung zur Verfügung gestellte Pflegedokumentationen zu berücksichtigen.

Der Anspruch auf Pflegegeld gilt für die Dauer des Pflegebedarfs und ist unabhängig von der Art der Behinderung.

Der Antrag ist bei dem Leistungsträger zu stellen, der die Pension oder die Sozialhilfe auszahlt. Für die Dauer der Pflege in einem Krankenhaus ruht das Pflegegeld. Während des Aufenthaltes in einem Alten- oder Pflegeheim gehen 80 % des Pflegegeldes an den jeweiligen Kostenträger über, als Taschengeld gebühren der pflegebedürftigen Person dann 10 % der Stufe 3.

Ergänzend sei hier angegeben, dass es auch Pflegegeld nach den Landespflegegeldgesetzen gibt.

2. Befreiung von der Rundfunk-, Fernseh- und Fernsprechgrundgebühr

Eine Befreiung von der Rundfunk-, Fernseh- und Fernsprechgrundgebühr einschließlich der Gebühr für eine Gesprächsstunde pro Monat kann beantragt werden. Auf Antrag haben Bezieher von Pflegegeld die oben angeführten Vergünstigungen, wenn sie einen ordentlichen Wohnsitz im Inland haben und wenn die Geräte auf ihren Namen angemeldet sind.

Den Antrag auf Gebührenbefreiung (Radio, Fernsehen und Telefon) erhalten Sie auf jedem Postamt. Mit der Kopie des Pflegegeldbescheides kann der Antrag entweder direkt auf jedem Postamt abgegeben werden oder direkt beim jeweiligen Rundfunkamt.

3. Außergewöhnliche Belastungen

Diese sind nicht regelmäßig anfallende Aufwendungen für Hilfsmittel, wie z. B. Rollstuhl, Krankenbett usw.

Solche Kosten können geltend gemacht werden, werden dann aber um das Pflegegeld vermindert.

4. Pflegeversicherung (Arbeits- und Sozialrechtsgesetz 1997)

§ 77 Abs. 6 ASVG

1.1. Im Rahmen der Pensionsreform, welche hinsichtlich der Pflegeversicherung seit 1. Jänner 1998 in Kraft ist, wurde eine begünstigte Weiterversicherung in der Pensionsversicherung für Pflegepersonen geschaffen.

Die begünstigte Selbstversicherung in der Pensionsversicherung steht Personen offen, die aus der Pensionsversicherung ausgeschieden sind, weil sie Pflegegeldbezieher der Stufen V-VII betreuen, sofern diese Pflegetätigkeit ihre Arbeitskraft gänzlich beansprucht und die Gepflegten nahe Angehörige sind.

In diesem Fall hat die pflegende Person für die Weiterversicherung einen Beitrag von 10,25 % ihrer letzten Beitragsgrundlage zu bezahlen.

Der Bund übernimmt aus dem Budget den fiktiven Dienstgeberbeitrag von 12,55 %.

1.2. Voraussetzung ist auch, dass die Pflege in der häuslichen Umgebung der pflegebedürftigen Person oder Pflegeperson geleistet wird, wobei jedoch ein zeitweiliger stationärer Aufenthalt nicht schadet.

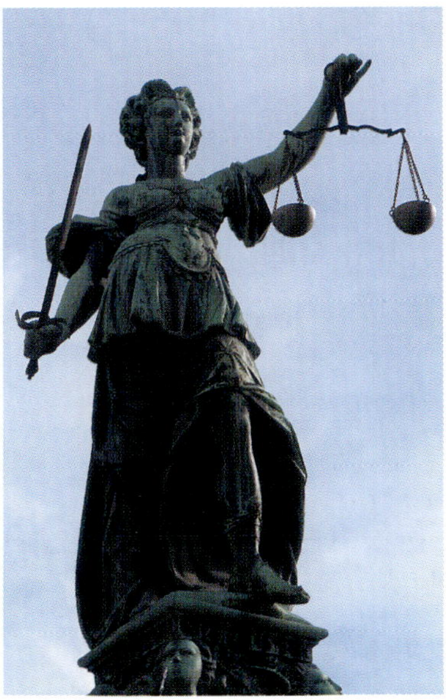

1.3. Als nahe Angehörige gelten folgende Personen: Der Ehegatte, die Ehegattin und Personen, die mit dem Pflegebedürftigen in gerader Linie (= Verwandte in auf- oder absteigender Linie oder bis zum vierten Grad der Seitenlinie) verwandt oder verschwägert sind, ferner Adoptiv-, Stief- oder Pflegekinder sowie nichtverwandte andersgeschlechtliche Personen, die mit der pflegebedürftigen Person in außerehelicher häuslicher Gemeinschaft leben, also Lebensgefährten.

1.4. Für bereits vor dem 1. Jänner 1998 weiter versicherte Personen erfolgt die Beitragsübernahme durch den Bund (fiktiver Dienstgeberanteil von 12,55 %) auf entsprechenden Antrag.

1.5. Gemäß § 76a Abs4 ASVG besteht die Möglichkeit, den Beitrag der Pflegeperson (10,25 %) wegen ungünstiger wirtschaftlicher Verhältnisse der Pflegeperson herabzusetzen.

4.2. Analoge Bestimmungen gelten im GSVG (Gewerbliches Sozialversicherungsgesetz) und BSVG (Bauern-Sozialversicherungsgesetz).

Soziale Einrichtungen

Information, Beratung und Hilfe gibt es beim **Sozialservice.**

Bei diesen Kontaktstellen erfolgt eine erste Problemanalyse, Sie erhalten Beratung und werden an entsprechende Organisationen weitervermittelt.

Siehe bitte unter »Informationen und Hotlines«, S. 117 ff.

Verhaltensstörungen bei Alzheimer

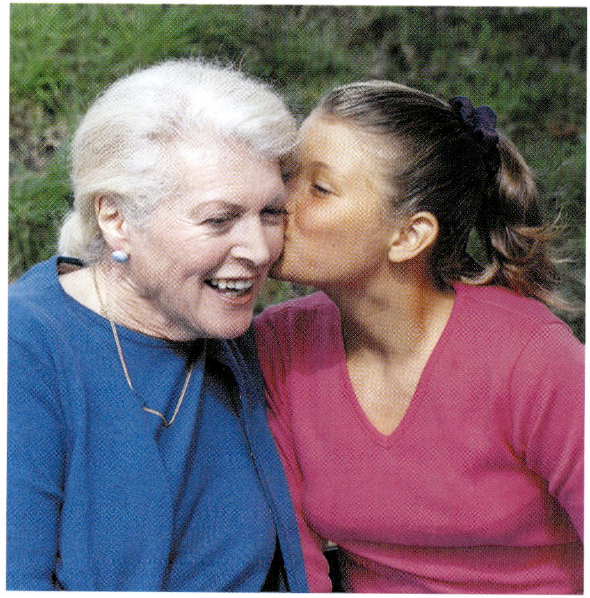

Verhaltensstörungen kommen im Verlauf der Alzheimer-Krankheit häufig vor. Zum Glück verhält es sich aber so, dass einerseits nicht alle Patienten davon betroffen sind und andererseits Verhaltensstörungen nicht in allen Krankheitsstadien vorkommen. Treten jedoch Verhaltensstörungen auf, so werden diese für die Angehörigen zu einer großen Belastung.

Für den betreuenden Arzt wird dann die Behandlung der Verhaltensstörung wichtiger als die Behandlung der zugrunde liegenden Hirnleistungsstörung. Wie sich Verhaltensstörungen äußern, ist sehr verschieden. Wahn und Verkennung der Wirklichkeit (»Halluzinationen«) sind meistens mit einem höheren Schweregrad der Krankheit verknüpft. Je stärker Verhaltensstörungen auftreten, umso eher ist an eine **professionelle Pflege** und Unterbringung des Patienten in einer Institution (Klinik, »Heim«) zu denken, zumal Symptome zu einem für die Angehörigen nicht zu bewältigenden Problem werden.

Für die Diagnose einer Alzheimer-Erkrankung haben Verhaltensstörung gegenüber der Hirnleistungsstörung eine nachgeordnete Bedeutung.
Die Auswirkungen von Verhaltensstörungen auf den Betroffenen selbst und seine Angehörigen sind aber vorrangig und meist dramatisch.

Welche Verhaltensstörungen können im Verlauf der Erkrankung auftreten?

Für das frühe Krankheitsstadium sind Misstrauen und Argwohn, aber auch Depressionen und Unsicherheit kennzeichnend. Im mittleren

Krankheitsstadium treten ziellose Unruhe und Aggressivität, aber auch Gedanken- und Sinnestäuschungen auf. Im fortgeschrittenen Stadium herrschen Unruhe und Schlaflosigkeit vor.

- Getriebenheit und Unruhe mit Überaktivität, Schreien, Aggression und Enthemmung. Für ca. 50 % aller Verhaltensstörungen zeichnen diese Symptome verantwortlich.
- Teilnahmslosigkeit und Rückzug
- Depressives Verhalten
- Störungen der »Impulskontrolle« in Worten, Gefühlen und im Verhalten
- Angst, Panik und Katastrophenreaktionen
- Weglaufen, Umherirren, ständiges Suchen
- Verstecken und Horten
- Wiederholtes Fragen, Rufen oder Schreien
- Störungen des Tag-Nacht-Rhythmus oder der Tag-Nacht-Umkehr
- Wahnvorstellungen, Verkennung von Personen und Situationen
- Störungen der Nahrungsaufnahme

Die Belastungen durch Verhaltensstörungen sind für die Angehörigen gravierender als die Hirnleistungsschwäche selbst.

Die Dauer der Alzheimer-Krankheit schwankt zwischen 3 und 20 Jahren, beträgt im Durchschnitt 9 Jahre. Während der Krankheitsdauer finden sich bei 80 – 90 % aller Kranken einzelne oder mehrere Probleme, verursacht durch Verhaltensstörungen.

Wenn man bedenkt, das ca. die Hälfte aller Pflegeeinweisungen durch eine Hirnleistungsstörung bedingt ist, kann man sich eine Vorstellung von der besonderen Häufung derartiger Verhaltensprobleme in Heimen machen.

Aggressivität

Der Patient kann ohne ersichtlichen Grund gerade gegenüber der Betreuungsperson auffällig gereizt oder gar aggressiv reagieren. Solche unangenehmen Gefühlsäußerungen entstehen meist aus einem Konflikt zwischen der Selbsteinschätzung des Patienten und den wirklichen Verhältnissen, die er nicht mehr zutreffend erfassen kann. Der Patient fühlt sich durch irgendeine Ihrer Handlungen gekränkt oder gedemütigt und setzt sich auf seine Weise zur Wehr. Solche feindseligen Verhaltensweisen kommen vor beim Ankleiden oder Ausziehen, beim Essen oder im Bad.

Andere häufige Anlässe sind Situationen der Überforderung oder der Ausweglosigkeit. »Innerlich« befinden sich die Alzheimer-Patienten in einem früheren Stadium ihres Lebens und reagieren mit Zorn und Abwehr, wenn sie korrigiert werden, wenn sie beispielsweise erfahren, dass die Eltern nicht mehr leben. Auslöser für aggressives Verhalten kann auch die Reizüberforderung durch zu starke Geräusche oder zu viele Menschen im Raum sein. Zu einer typischen Überforderungssituation kann es auch kommen, wenn die Patienten ständig mit Anweisungen oder Erklärungen konfrontiert werden, die sie nicht verstehen können.

Tipps gegen Aggressivität

- Reagieren Sie nicht gekränkt. Der Patientenzorn richtet sich nicht gegen Sie persönlich, vielmehr ist er eine Reaktion auf Unsicherheit, Angst und Verzweiflung, die ihn selbst quälen.
- Bewahren Sie kühlen Mut. Bedenken Sie, dass die Konfliktsituation für den Patienten viel unangenehmer und schwieriger ist als für Sie und denken Sie daran, dass nur Sie selbst das Problem lösen können.

- Lenken Sie den Patienten ab, beispielsweise mit einer Lieblingssendung im Fernsehen oder einem bekannten Musikstück. Sinnlos ist: Diskutieren und Argumentieren – dies verschlimmert nur die Situation.
- Verschonen Sie den Patienten mit Vorhaltungen. Er vergisst sehr schnell und versteht nicht wirklich, wie er sich in der Situation verhalten soll.
- Gehäufte Aggressionen sollten Sie dem betreuenden Arzt mitteilen. Möglich und hilfreich ist die Verschreibung von Medikamenten, die übermäßige Gefühlsausbrüche dämpfen.
- Platzt Ihnen der Kragen dennoch einmal, machen Sie sich keine Selbstvorwürfe, denn niemand ist unendlich belastbar. Außerdem: Der Patient vergisst die unschöne Szene sehr rasch.
- Versuchen Sie herauszufinden, womit der Zorn und die Aggressivität des Patienten ausgelöst wurden. War es eine Verletzung der Scham, der Ehre oder des Stolzes? Wurde der Patient überfordert oder in Hilflosigkeit getrieben? War die ganze Situation zu unübersichtlich?

Probleme der Verständigung

Beim Alzheimer-Kranken sind das sprachliche Ausdrucksvermögen und das Sprachverständnis gestört. Dies führt zu Störungen der sprachlichen Verständigung zwischen dem Kranken und seiner Umwelt.

Im **frühen Krankheitsstadium** werden die sprachlichen Äußerungen ungenau, umständlich und weitschweifig. Kranke finden die richtigen Wörter nicht oder gebrauchen Umschreibungen. Weil vielen Patienten diese Sprachschwierigkeiten peinlich sind, sprechen sie weniger als früher, besonders wenn fremde Personen zugegen sind. Meistens gelingt es Ihnen aber trotzdem zu erraten, was der Patient sagen will. Springen Sie für den Patienten nicht ein, wenn er einmal das richtige Wort nicht findet – eine Kränkung kann die Folge sein.

Bedenken Sie weiters, dass auch völlig gesunde Menschen 50 % Ihrer Mitteilungen durch den Gesichtsausdruck, die Körperhaltung und Gesten ausdrücken. Machen Sie sich diese Tatsache zunutze und sprechen Sie mit dem Patienten mehr über den »Körper«.

Zu größeren Veränderungen der Sprache kommt es im **mittleren Krankheitsstadium.** Mitteilungen des Patienten können unverständlich werden durch unvollständige Sätze, Wortverdrehungen und falschen Satzbau. Jetzt ist Zeit, noch mehr von der Körpersprache Gebrauch zu machen. Lächeln Sie den Patienten an, berühren Sie ihn, nehmen Sie seine Hand und streicheln Sie ihn – sehen Sie ihm in die Augen. Wenn Sie die Inhalte seiner Äußerungen nur vermuten, versuchen Sie durch allgemeine Redewendungen diese zu bestätigen.

Befindet sich der Patient im **fortgeschrittenen Stadium** können sich die sprachlichen Äußerungen auf wenige Wörter beschränken, die er zudem noch häufig wiederholt. Dies bedeutet nicht, dass der Patient »gedankenleer« ist oder Sie nicht mehr versteht. Probieren Sie es über die Gesten, den Gesichtsausdruck und die Körpersprache des Patienten, ob sie daraus schließen können, was er Ihnen sagen will. Sprechen Sie aus, was Sie verstanden haben, und prüfen Sie, ob Ihre Deutung richtig war. Die Sprache des Patienten kann im **Endstadium** ihre zwischenmenschliche Kraft völlig verlieren. Auch dann bleiben die Kranken für Gefühlsäußerungen empfänglich.

Tipps gegen Probleme der Verständigung

- Langsam und deutlich sprechen.
- Kurze und einfache Sätze ohne komplizierte Wendungen und Schachtelsätze!
- Sprechen Sie nur wenige Informationen auf einmal aus.
- Drücken Sie sich einfach aus, vermeiden Sie »schwierige« Wörter.
- Sprechen Sie mit Ihrem Gesicht, den Händen und dem Körper.
- Schalten Sie Geräuschquellen wie Radio oder Fernseher aus, wenn Sie mit dem Patienten sprechen.
- Beachten Sie: Trotz der Behinderung ist der Patient kein Kind. Behandeln Sie ihn mit Achtung, besonders wenn dritte Personen zugegen sind und lassen Sie ihn an den Gesprächen und der Unterhaltung aktiv teilnehmen.

Schlafstörungen

Zu Verschiebungen und zu einer völligen Umkehr des Tag-Nacht-Rhythmus kann es im mittleren Krankheitsstadium kommen. Die Gründe dafür sind Fehler in der »inneren Uhr« des Patienten und der Verlust seiner Beziehungen zu den äußeren Zeitgebern wie Uhr, Tageslicht und typischen zeitgebundenen Handlungen wie Aufstehen, Frühstücken, Spazierengehen usw. Die krankheitsbedingten Zeitverschiebungen führen dazu, dass der Patient in der Nacht hellwach ist, umhergeht und in der Küche nach Essbarem sucht.

Beständige Schlafstörungen sollten Sie dem Arzt mitteilen, fallweise kann ein Medikament dagegen helfen. Auch für Sie selbst ist schließlich eine ungestörte Nachtruhe so wichtig wie für den Patienten. Im Einzelfall kann auch ein getrenntes Schlafen Teil einer Lösung sein.

Tipps gegen Schlafstörungen

- Richten Sie es so ein, dass der Patient tagsüber nicht schläft.
- Beschäftigen und aktivieren Sie den Patienten tagsüber.
- Machen Sie aus dem abendlichen Zubettgehen eine immer wieder gleich bleibende Handlungsabfolge.
- Überlegen Sie, wie Sie für den Patienten das Zubettgehen zu einem angenehmen Ereignis machen könnten.
- Reduzieren Sie die abendliche Trinkmenge und achten Sie – in Absprache mit dem Arzt – darauf, dass der Patient am Abend keine wassertreibenden Medikamente einnimmt.

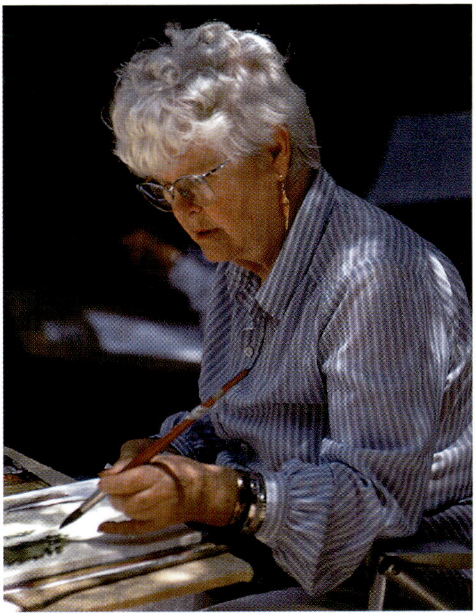

Beschäftigen und aktivieren Sie den Patienten tagsüber.

Ziellosigkeit und Unruhe

Zu besonderen Problemen im mittleren und fortgeschrittenen Krankheitsstadium führt ziellose Unruhe. Dabei gehen die Patienten unruhig auf und ab, öffnen Türen, rütteln an Schränken und wollen Haus oder Wohnung verlassen. Die Erklärung für diese Verhaltensweise ist das Unvermögen der Patienten, zielgerichtete Handlungsabfolgen auszuführen, aber dennoch davon getrieben werden, irgendetwas zu tun. Auch die ständigen Wiederholungen im Verhalten gehen auf das Konto dieser Gedächtnisstörungen. Schon nach wenigen Minuten vergessen die Patienten, was sie vorher gemacht haben. Letzten Endes können das Umherwandern und die ziellose Unruhe auch Ausdruck einer mangelnden Beschäftigung sein.

Tipps gegen Unruhe und Ziellosigkeit

- Lenken Sie den Patienten ab.
- Achten Sie darauf, ob eine stärkere Beschäftigung des Patienten seine Unruhe vermindert.
- Falls es irgendwie möglich ist, beziehen Sie den Patienten in das Alltagsgeschehen mit ein.
- Versuchen Sie es mit ausgedehnten und ermüdenden Spaziergängen.

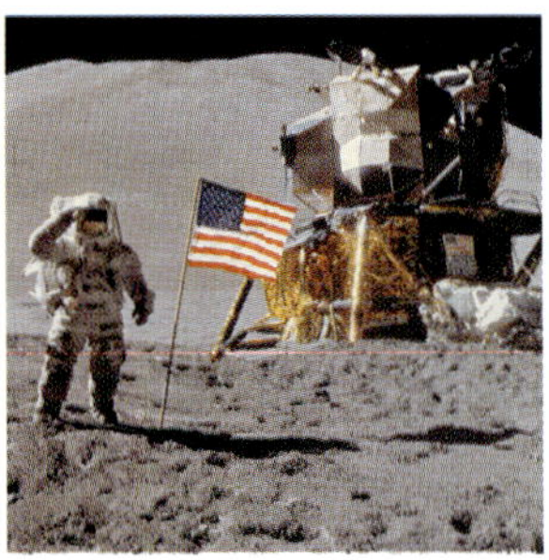

Das Erinnerungsvermögen an lange zurückliegende Ereignisse ist erstaunlich gut erhalten.

Störungen der örtlichen Orientierung

Im mittleren Krankheitsstadium hat der Patient zunehmend Schwierigkeiten mit der örtlichen Orientierung, besonders in nicht vertrauter Umgebung.

Später zeigen sich diese Symptome auch in der vertrauten Alltagsumgebung: Patienten irren in der Wohnung umher, finden nicht ihr Zimmer, finden nicht zum Fahrzeug zurück, sind hilflos im Hotel oder in einem Amt.

Tipps gegen Störungen der örtlichen Orientierung

- Bringen Sie im Haus gut lesbare Schilder an allen Türen an.
- Beleuchten Sie nächtliche Wege vom Schlafzimmer zur Toilette, installieren Sie Bewegungsmelder.
- Versorgen Sie den Patienten mit leicht auffindbaren Namensschildern, auf denen auch seine Adresse steht. Denselben Zweck erfüllen auch entsprechend beschriftete Armbänder.
- Erschweren Sie dem Patienten das selbständige Verlassen des Hauses durch zusätzliche Riegel oder Schlösser.
- Sagen Sie den Nachbarn Bescheid, dass Sie einen fallweise verwirrten Patienten im Haus haben, aber auch, dass dieser weder verrückt noch gefährlich ist.
- Drängt der Patient aus dem Haus, begleiten Sie ihn eine kurze Strecke und schlagen Sie nach kurzer Zeit wieder den Weg nach Hause ein.
- Machen Sie Wohnung oder Haus zum Mittelpunkt des Daseins und vermeiden Sie Reisen, Urlaube, Kuren oder weit entfernte Besuche.

Das Leben in der Vergangenheit

Der Alzheimer-Kranke verliert zunehmend die Fähigkeit, neue Informationen zu speichern. Dagegen ist das Erinnerungsvermögen an lange zurückliegende Ereignisse erstaunlich gut erhalten.

Folge dieser Störung kann sein, dass der Patient zu seiner früheren Arbeit gehen will, seine Eltern sucht oder in die frühere Behausung möchte.

Der Patient lebt schließlich in einer anderen Welt als wir und es kann für alle große Probleme bereiten, diese zwei verschiedenen Welten miteinander in Einklang zu bringen. Es ist völlig sinnlos, darauf zu bauen, dass der Patient seinen Standpunkt aufgibt – er kennt ja zunehmend nur seine »alte Welt«.

Tipps gegen das Leben in der Vergangenheit

- Akzeptieren Sie für den Patienten sichtbar, dass Sie das Bestehen der »alten Welt« anerkennen und vermeiden Sie Korrekturen.
- Begeben Sie sich in die alte Welt und versuchen Sie nicht, den Patienten in Ihre »neue Welt« hereinzuholen.
- Bei aktuellen Problemen versuchen Sie, für den Patienten zu einer Lösung zu kommen, die auch in die Welt des Patienten hineinpasst. Möchte er beispielsweise zur Arbeit gehen, sagen Sie ihm, er würde heute erst später erwartet.
- Bleibt ein aktuelles Problem ungelöst, versuchen Sie, den Patienten abzulenken.

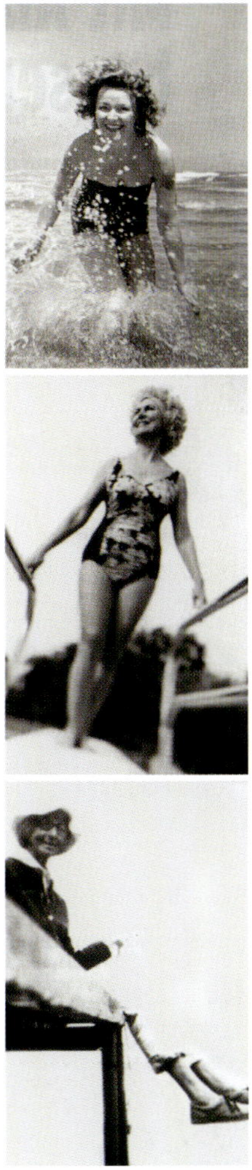

Einst und jetzt – der Alzheimer-Patient entwickelt sich in die Vergangenheit zurück. Fotos helfen dabei und geben Halt.

Ständiges Suchen

Der Alzheimer-Kranke lebt meist mit einer grundlegenden Verunsicherung. Dadurch gewinnen die Gegenstände des persönlichen Bedarfes eine viel größere Bedeutung. Patienten kramen öfter in ihren Taschen oder Handtaschen, »suchen« und »ordnen« Geldbörse, Brille, Notizblöcke oder Kosmetikartikel, auch, um sich zu vergewissern, ob alle Habseligkeiten noch da sind. Auch kommt es dazu, dass die Patienten ihre Sachen verstecken – und dann nicht wiederfinden: Umso mehr sind sie ständig auf der Suche nach ihnen. Diese Störungen haben auch zur Folge, dass Menschen ihrer Umgebung beschuldigt werden, ihre Habseligkeiten verlegt oder gar entwendet zu haben.

Tipps gegen ständiges Suchen

- Sehen Sie das »Suchen« einfach als ein menschliches Bedürfnis nach Sicherheit und dem Bemühen an, »Überblick« zu bewahren – dies kann somit sinnvoll sein.
- Lassen Sie den Patienten, »verlorene« Sachen selbst suchen, andernfalls bestätigen Sie sein Misstrauen.

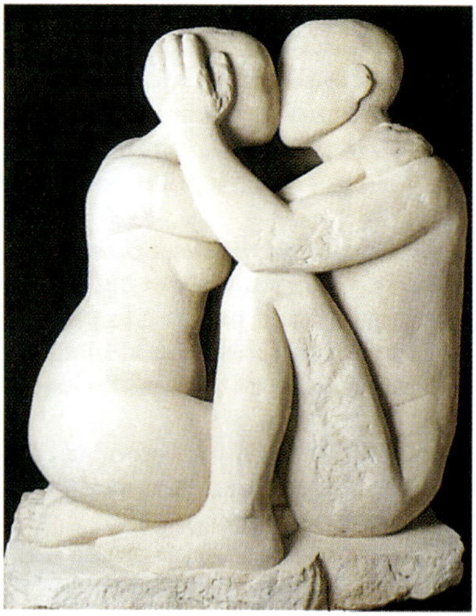

Sexualität soll nicht totgeschwiegen werden. Es kommt darauf an, Zuwendung und Wärme zu signalisieren.

- Werten Sie es nicht als persönlichen Angriff, falls Sie des Diebstahls beschuldigt werden – der Patient kann oft nicht anders.
- Bei »Diebstahlverdacht« streiten Sie nicht mit dem Patienten – lenken Sie ihn ab.
- Denken Sie daran: Persönliche Habseligkeiten sind Bezugspunkte für den Patienten, ändern Sie nichts daran, lassen Sie alles so, wie es ist.
- Wichtige Dokumente an sicheren Orten aufbewahren!

Sexualität

Machen Sie sich keine Vorwürfe, wenn Sie den sexuellen Kontakt mit Ihrem Partner als möglicherweise belastend empfinden. Bedenken Sie, dass sexuelle Kontaktwünsche nicht immer den Wunsch nach Geschlechtsverkehr beinhalten, sondern vorrangig den Wunsch nach Nähe, Angenommensein und Geborgenheit ausdrücken.

Meistens ist das sexuelle Erleben des Patienten ganz normal. Erst im fortgeschrittenen Krankheitsstadium droht bisweilen eine sexuelle Enthemmung. Diesbezügliche Äußerungen können ein unangemessen offenes, sexuelles Verhalten gegenüber Ihnen oder anderen Menschen sein.

Tipps zur Sexualität

- Lenken Sie den Patienten ab.
- Signalisieren Sie dem Patienten körperliche Zuneigung durch Halten der Hand, Streicheln, leichte Massage, Umarmungen, warme Bäder und »liebe« Worte.
- Getrennte Schlafzimmer können eine Lösung sein.

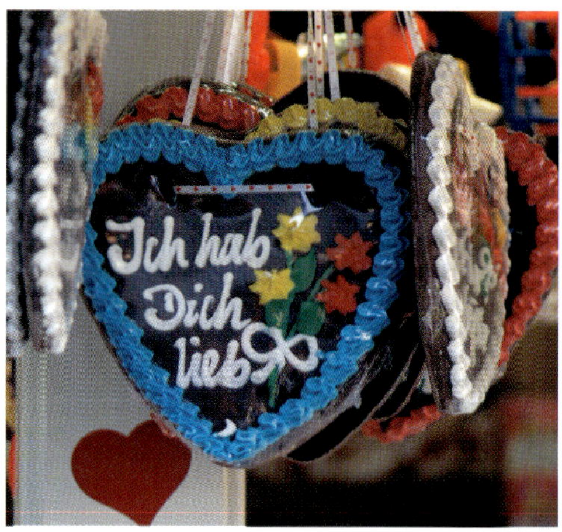

Signalisieren Sie dem Patienten körperliche Zuneigung durch »liebe« Worte.

Verleugnung der Krankheit

Besonders zu Beginn der Krankheitssymptome sind den Patienten ihre Gedächtnisschwächen sehr wohl bewusst. Reaktionen darauf sind Beschämung, Niedergeschlagenheit, Angst und Wut. Es ist nahe liegend, dass sie ihre Fehlleistungen nur ungern zugeben.

Das anfängliche Krankheitsbewusstsein verliert sich im mittleren Stadium. Patienten fühlen sich durchaus gesund und neigen zur Überschätzung ihrer Leistungsfähigkeit. Dies ist nicht unverständlich, denn: Der Kranke bezieht das Gefühl seiner Leistungsfähigkeit ja nicht aus der Gegenwart, sondern aus seiner »alten Welt«. Diese Verkennung ist jedoch nichts anderes als ein Schutzmechanismus, der den Patienten davor bewahrt, seiner Mängel und Versagenszustände ständig gewärtig sein zu müssen.

Tipps zur Krankheitsverleugnung

- Machen Sie den Patienten auf seine Fehler und Mängel nicht aufmerksam. Würde es Ihnen gelingen (was Gottlob nicht der Fall ist), den Patienten zur Einsicht in seine Krankheit zu bewegen, würde sich kein einziges Problem lösen: Der Alzheimer-Patient ist unfähig zur Einsicht!
- Anerkennen Sie das schön gefärbte Weltbild des Patienten als wichtige (und oft einzige!) Stütze in seinem Leben.
- Teilen Sie dem Patienten lösbare Arbeiten und Aufgaben zu, geben Sie ihm das Gefühl gebraucht zu werden.

Depression

Im frühen und mittleren Krankheitsstadium sind 30 – 40 % aller Alzheimer-Kranken von den Symptomen Niedergeschlagenheit, Lebensüberdruss und Todessehnsucht betroffen. Der Grund für diesen Stimmungseinbruch liegt im Wegfall aller positiven Lebensbestätigungen wie beruflicher Erfolg, Anerkennung in der Familie und das Gelingen von Plänen und Vorhaben. Der Patient fällt auf die Minusseite des Lebens mit Peinlichkeit, »Nichtkönnen« und Misserfolg in allen Belangen. Auslöser von Depressionen sind Überforderungen und Enttäuschungen. Günstig ist bloß die kurze Dauer der Depression. Hält dagegen die Depression an und ist sie schwer, ist eine antidepressive Behandlung mit gut wirksamen Medikamenten unumgänglich.

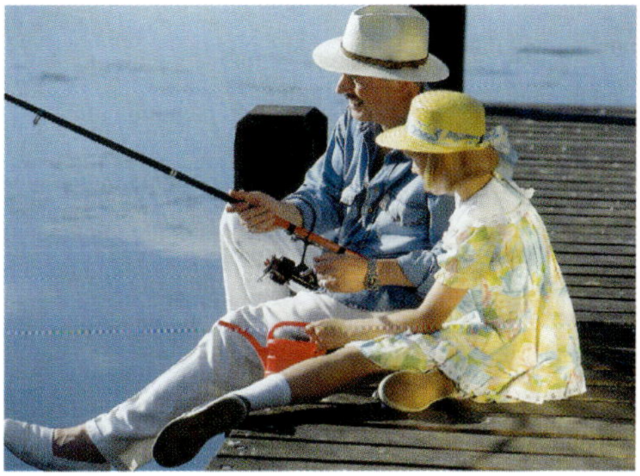

Sorgen Sie für Momente, die Freude bereiten.

Tipps gegen Depression

- Loben Sie den Patienten für kleine Erfolge.
- Verschaffen Sie dem Patienten Situationen, in denen er sich bewähren kann.
- Sorgen Sie für Momente, die Freude bereiten.
- Bedenken Sie, dass die Stimmung des Patienten oft nur von der jeweiligen Situation abhängt und »färben« Sie daher die Situation positiv.

- Überlegen Sie, ob ganz bestimmte Situationen zu Enttäuschung, Überforderung oder Niedergeschlagenheit führen.
- »Berechnen« Sie immer, dass Abwehr und Verleugnung dem Patienten helfen, sein (altes) Selbstbild aufrechtzuerhalten: Er braucht dieses zum Weiterleben, denn er hat kein anderes (neues).
- Räumen Sie dem Patienten mögliche Stolpersteine des Lebens aus dem Weg, denn er lebt in einer Welt des ständigen Scheiterns.

Überzeugungen fern der Wirklichkeit

Vermutungen oder Überzeugungen fern der Wirklichkeit sind für den Patienten oft die »wahre« Wirklichkeit. Er verliert die Fähigkeit, etwas kompliziertere Situationen zu überblicken, und ist zunehmend nicht in der Lage, aus einem Sachverhalt logische Schlüsse zu ziehen.
Häufig beobachtet man bei Alzheimer-Patienten die Überzeugung, bestohlen zu werden oder die Betreuungsperson sei eine andere, die sich nur verkleidet habe. Die Patienten verwechseln Angehörige mit Personen im Fernsehen oder äußern die Befürchtung, Diebe seien in der Wohnung. Eigentliche Sinnestäuschungen treten bei Alzheimer-Patienten wesentlich seltener auf als wirklichkeitsferne Überzeugungen. Die Patienten sehen Gegenstände oder hören Geräusche, die nicht da sind.

Die Patienten äußern die Befürchtung, Diebe seien in der Wohnung.

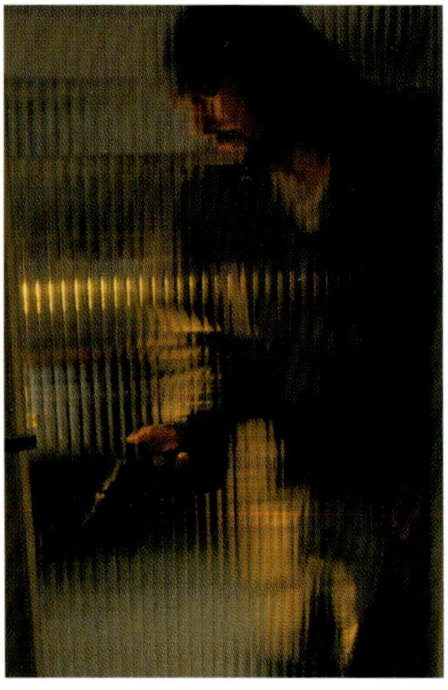

Für Mitbewohner und Betreuer ist es schwierig mit solchen Erlebnissen und Überzeugungen zurechtzukommen, da sie meist mit heftiger Angst verbunden sind.

Bei ausgeprägten Sinnestäuschungen und realitätsfernen Überzeugungen ist eine medikamentöse Behandlung unvermeidbar.

Tipps gegen wirklichkeitsferne Überzeugungen

- Lassen Sie den Patienten sagen, was er fühlt, sieht und hört. Zweifeln Sie nicht an seiner »Wahrheit«.
- Geben Sie dem Patienten Sicherheit durch Ihre Anwesenheit, beruhigen Sie und lenken Sie ihn ab.
- Vermeiden Sie allzu viele Reize durch Radio, Fernsehen und viele Menschen im Raum.
- Bedenken Sie: Für den Patienten sind wirklichkeitsferne Überzeugungen der Versuch, eine nicht überschaubare oder ängstigende Situation zu meistern.
- Mit Argumenten gegen Überzeugungen des Patienten erreicht man nichts, vielmehr werden Ängste nur noch weiter geschürt.
- Versuchen Sie, mit dem Patienten eine angepasste Lösung des Problems: Gehen Sie gemeinsam mit dem Patienten durch das ganze Haus, machen Sie einen Kontrollgang.

Verkennung von Personen

Patienten im fortgeschrittenen Stadium neigen dazu, bisher vertraute Gesichter nicht mehr zu erkennen. Dies führt dazu, dass man mit dem falschen Namen angesprochen wird.
Unbekannte werden als Vater und Mutter angesprochen, die eigenen Kinder nicht mehr erkannt.
Manche Patienten erkennen Ihr eigenes Spiegelbild nicht mehr, fürchten sich davor oder beginnen mit dem eigenen Spiegelbild zu streiten.

Tipps gegen Verkennung

- Die Verwechslung von Personen kann man als Versuch des Patienten werten, eine für ihn unklare Situation zu deuten. Vermutlich hat Ihr Anblick im Gedächtnis des Patienten eine bestimmte Erinnerung geweckt.
- Falls Sie ständig verkannt werden, behalten Sie diese Rolle und machen Sie nicht den Versuch einer Korrektur.
- Bei »Spiegelerlebnissen« decken Sie den Spiegel ab oder entfernen ihn.

Die Ursachen für die Verhaltensstörung liegen in der Biologie des Nervensystems, in psychologischen Umständen und in nicht bewältigten Folgen des »Miteinander-Lebens« (= soziale Umstände).

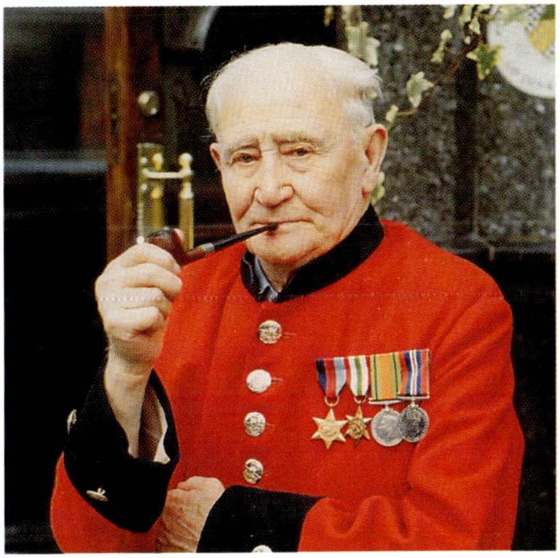

Falls Sie ständig verkannt werden, behalten Sie diese Rolle und machen Sie nicht den Versuch einer Korrektur.

Verstehen kann man Verhaltensstörungen auch als Versuche des Kranken, Probleme zu bewältigen, für die keine entsprechenden »Pläne« mehr zur Verfügung stehen.

Solche **fehlerhaften Anpassungen** reichen von seelischem und gesellschaftlichem Rückzug, ängstlich-depressiver Verarbeitung von »Nichtkönnen« über Verfolgungsideen, wahnhafter Verleugnung und Schaffung nicht

Viele Ursachen für Verhaltensstörungen

Biologie des Gehirns	Seelisch-psychologische Umstände	Gesellschaftliche Umstände
Chemische Veränderungen im Gehirn Krankhafte Veränderungen im Gehirn	Persönlichkeit, die zur Krankheit neigt Fehlerhafte Reaktion auf Stress Fehlerhafte Anpassungsversuche (= »Coping«)	Umweltveränderung Angehörige Familie

vorhandener Ersatzwirklichkeiten bis hin zu ausufernden und völlig falschen Verhaltensweisen, die in Selbst- und Fremdaggressivität münden können.

Solche fehlerhaften Anpassungsversuche, auch **»Coping«** genannt, sind Abwehrmechanismen und helfen dem Kranken – scheinbar – Distanz zu schaffen, um sich vor dem Erleben des Versagens zu schützen. Verhaltensprobleme können auch Ersatz sein für eine verminderte Fähigkeit, mit der Umwelt zu verkehren, da die Ausdrucksmöglichkeiten mit der Umwelt zu »kommunizieren« hinsichtlich der Befindlichkeit, der Bedürfnisse und des Wollens eingeschränkt sind.

Auslöser von Verhaltensproblemen

Von Seiten des Patienten

- Schmerz
- Infektionen – Harnwegsinfekte bei Frauen, Lungenentzündung bei Männern
- Verminderte Funktion von Auge und Ohr
- Nervenkrankheit – z. B. Depression

Von Seiten der Umwelt

- »Verlegung« in andere Wohnung, anderes Haus, Heim oder Spital
- Neueinweisung in Institution – Heim, Spital
- Besuche – Vorwürfe, Überforderung, Ansprüche
- Medikamente

Von Seiten des Tagesverlaufes

- Nachmittags, abends (»Sundowning«)

Eine interessante Tatsache bei ca. 30 % aller Patienten ist das Auftreten von Verhaltensstörungen schon vor Beginn der wichtigsten Symptome der Hirnleistungsstörung.

Während sich manche Symptome der Verhaltensstörung im Laufe der Krankheit ändern, können andere einigermaßen stabil bleiben.

Zu einer Zunahme von Unruhe und Getriebenheit kommt es bei 40 – 70 % der Patienten, körperliche Aggressivität nimmt bei 5 – 20 % der Patienten zu, die Verkennung von Gegenständen und Personen steigert sich bei 10 – 25 % der Kranken. Als besonders hartnäckig zeigt sich die Getriebenheit. Stärkere Schwankungen gibt es im Verlauf von Wahnideen und Trugbildern (Halluzinationen) bei 10 – 20 % der Patienten.

Bei 30 % der Kranken zeigen sich Verhaltensstörungen schon vor den Symptomen der Hirnleistungsschwäche.

Die Behandlung von Verhaltensstörungen

Bevor man mit einer medikamentösen Behandlung beginnt, sollten mögliche Ursachen und Zusammenhänge des Fehlverhaltens erkannt werden. Dieses Erkennen ist die Voraussetzung für ein erfolgreiches Eingreifen.

Aus der bisherigen Erfahrung ist bekannt, dass manche Symptome wie Hin- und Herwandern, Verräumen, Verlegen, Sammeln, Persönlichkeitsauffälligkeiten und mangelnde Distanz zur Umwelt weniger günstig zu beeinflussen sind.

Ein besseres Ansprechen gibt es bei Verfolgungsideen, Wahnerleben, Halluzinationen, Getriebenheit oder Teilnahmslosigkeit.

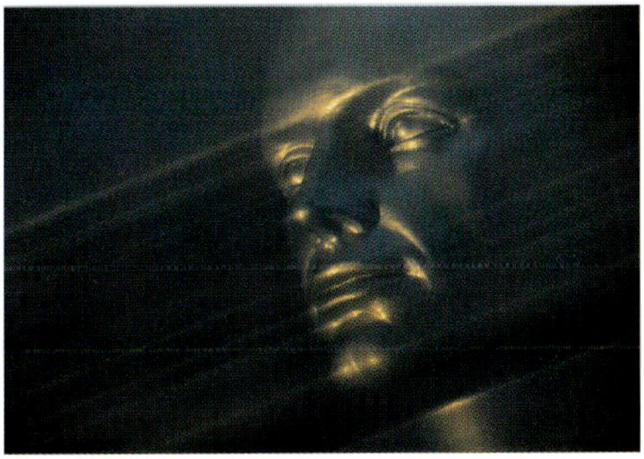

Verfolgungsideen und Halluzinationen sind besser behandelbar als Persönlichkeitsauffälligkeiten.

Besonders schwierig in der Behandlung gestalten sich Wiederholungen (Wörter, Sätze oder Körperbewegungen), ständiges Rufen und Schreien.

Tipps zur Behandlung und Besserung von Verhaltensstörungen

- Angehörige als »Mitbehandler« gewinnen.
- Unterstützung in Selbsthilfegruppen.
- Problematisches Verhalten erkennen und behandeln.
- Mögliche Gründe für die Verhaltensstörung erkennen und behandeln (Krankheit? Umgebung? Medikamente? Betreuer?).

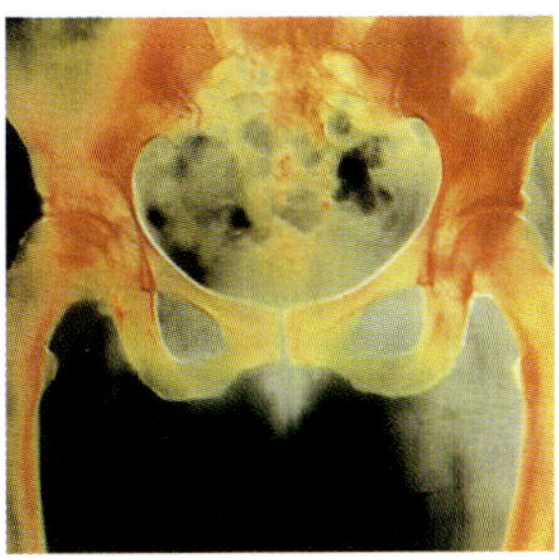

Schmerzen durch Entzündungen in abgenützten Gelenken können die Befindlichkeit des Patienten negativ beeinflussen.

- Programme zur Aktivität entwickeln.
- Fehlschläge bei Behandlungsversuchen einkalkulieren.
- Intensiverer ärztlicher Kontakt – Hausbesuche.

In der Behandlung von Unruhe und Getriebenheit sollte die ärztliche Untersuchung zuerst nach behandelbaren Ursachen fahnden. Vorrangig in Frage kommen

- Schmerzen,
- Infektionen der Harnwege,
- Knochenbrüche,
- Wundliegen und
- Verdauungsstörungen.

Ein Prostataleiden erhöht den Leidensdruck des Patienten.

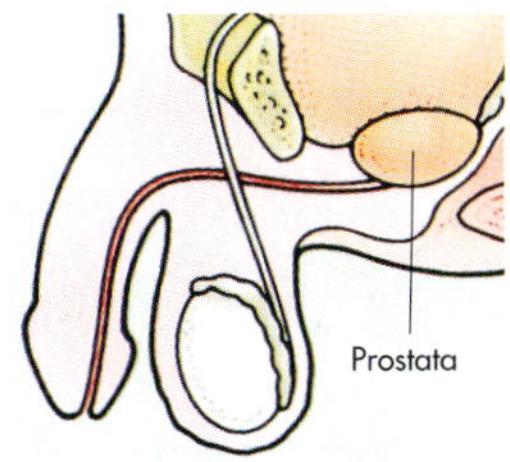

Die Basis dafür ist natürlich das genaue Erheben der Krankheitsgeschichte. Körperliche Ursachen sollten behandelt und überflüssige oder schädliche Medikamente abgesetzt werden.

Möglicher Einsatz von Medikamenten gegen Unruhe und Getriebenheit

Risperdal, Zyprexa, Nipolept, Seroquel, Leponex
Haldol, Melleril
Tresleen, Gladem, Seropram
Temesta, Anxiolit, Praxiten, Xanor
Neurotop, Tegretol, Depakine, Convulex
Trittico, Buspar

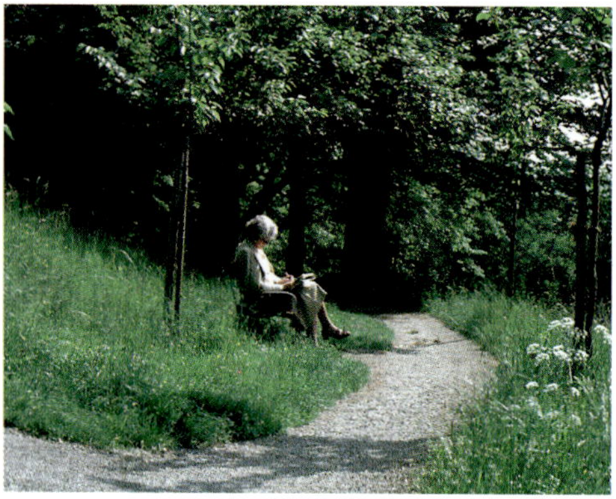

Gesellschaftliche Umstände wie Isolation, Einsamkeit und Langeweile tragen entscheidend zum Auftreten von Verhaltensstörungen bei.

Zu erhöhter Unruhe und Getriebenheit können auch Depressionen oder Angststörungen führen. Zu beachten ist, dass traditionelle Nervenmedikamente wie **»Neuroleptika«** ganz wesentlich die Hirnleistungsschwäche verstärken können.

Eine nachweisbare medikamentöse Hilfe ist von den Mitteln Risperdal, Nipolept und Zyprexa zu erwarten.

Beruhigungsmittel, so genannte **»Tranquilizer«,** sind selten empfehlenswert, da sie unerwartete, paradoxe Reaktionen auslösen, zu Unruhe und Enthemmung führen können. Gefürchtete Nebenwirkungen von Tranquilizern – durch die übermäßige Dämpfung – sind Stürze mit Knochenbrüchen, Gedächtnislücken (»black outs«), Bewegungsstörungen und völlige Verwirrtheit bis zum »Delirium«.

Bei ca. 30 % der Alzheimer-Kranken zeigen sich Wahnideen.

Im Durchschnitt finden sich bei fast jedem 3. Kranken Wahnideen mit den Themen »Bestehlung«.

Die **Wahnideen** sind meistens flüchtig und zeigen sich oft nur in Form von »Einfällen« oder als vorübergehende Wahnwahrnehmung mit Bezug zum Kranken.

Wahnideen sind allgemein mit einem höheren Schweregrad, einem raschen Krankheitsverlauf und einem schnelleren Verlust verknüpft, den Alltag zu bewältigen. Wahrscheinlich verhält es sich beim einzelnen Kranken aber auch so, dass die Hirnleistungsschwäche den Aufbau von »geordneten« Wahnsystemen behindert.

Gesellschaftliche Umstände wie Isolation, Einsamkeit und Langeweile tragen entscheidend zum Auftreten von Verhaltensstörungen bei. So entstehen aus anfänglichem Misstrauischsein wahnhafte Ideen und zuletzt Denkinhalte, die in eine »Psychose« münden.

Wenn es zu Trugbildern (Halluzinationen) kommt, sind optische häufiger als akustische.

Die medikamentöse Behandlung von Verhaltensstörungen richtet sich in erster Linie nach den zu erwartenden **Nebenwirkungen.**

An sich nicht so wirksame Mittel wie Melleril, Nozinan und Truxal führen zu starker Dämpfung und Blutdruckabfall.

Die sehr wirksamen Mittel Haldol, Dapotum und Cisordinol haben den Nachteil unangenehmer Bewegungsstörungen.

Dem gegenüber zeigt das neuere Mittel Risperdal deutliche Vorteile, obwohl die genannten Nebenwirkungen ebenfalls – schwächer – auftreten können.

Im Einzelfall ist auch Leponex geeignet.

Vorgehen bei Unruhe und Getriebenheit

Unbehagen

Krankheit, Schmerz oder Symptom behandeln

Verwirrtheit

Die zugrunde liegende Störung behandeln: Atemwegsprobleme, Herzschwäche, Harnwegsinfekte, Zuckerkrankheit, nach Operationen, Medikamente, Absetzen von Beruhigungsmitteln

Überreizung oder Unterforderung

Veränderung der Umgebung: Überfüllung des Krankenzimmers, Lärm, Routine, Isolation, Einsamkeit

Nervliche Störung

Zugrunde liegende Krankheit behandeln: Angst, Depression, Schlaflosigkeit, »Sundowning«

Verhaltensstörung ohne erkennbaren Grund

Verhaltenstherapie, Medikamente

Die medikamentöse Behandlung sollte alle 4 – 6 Wochen, spätestens nach 3 – 6 Monaten überprüft werden.

Verkennungen, so genannte »Fehlidentifikationen«, sind häufig. Typische Verkennungen sind die nachlassende Fähigkeit, das eigene Spiegelbild zu erkennen (»Mirror-sign«), die Fehlvorstellung, der Ehepartner wäre eine andere Person (»Capgras-Syndrom«), die Vorstellung, andere Personen seien im Haus (»Phantom-Border-Syndrom«), Wahrnehmungen im Fernsehen seien wirklich (»TV-sign«) und die unwirkliche Vorstellung, dass das eigene Haus eine fremde Wohnung sei.

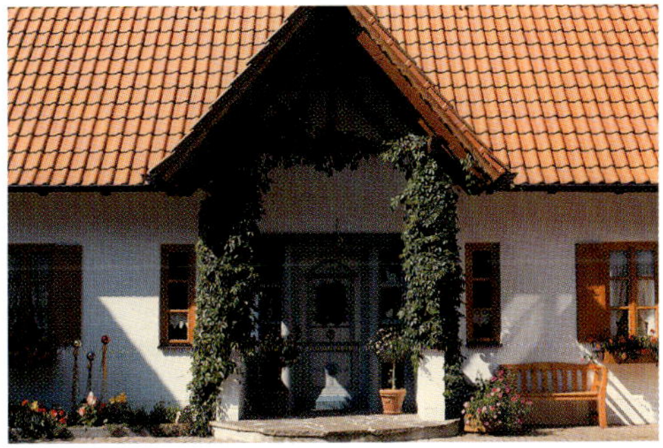

Der Kranke erkennt sein eigenes Haus nicht mehr.

Meistens besteht eine Verbindung zwischen der Hirnleistungsschwäche und dem Schweregrad der Alzheimer-Krankheit.

In der Behandlung von Verkennungen kommen eher die Verhaltenstherapie mit Reorientierung und Reaktivierung zum Zuge als Medikamente. Werden Medikamente eingesetzt, dann am ehesten Neuroleptika (wie bereits empfohlen). Begleitende Angststörungen werden mit angstlösenden Antidepressiva wie Trittico oder Remeron behandelt.

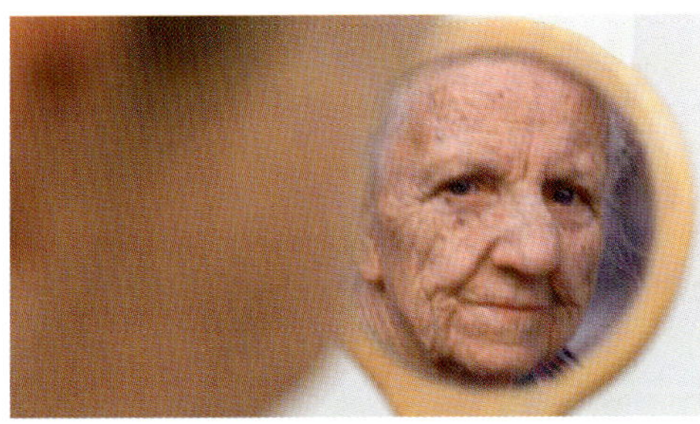

Medikamente bei Verhaltensstörungen

Symptom	Medikamente
Verkennung, Trugbilder, Feindseligkeit, Getriebenheit, Aggression	Risperdal, Zyprexa, Nipolept, Seroquel, Leponex, Haldol
Depression, erregte Depression, Wiederholungen (Stereotypien)	Seropram, Tresleen, Gladem
Angst, Getriebenheit, Anspannung, Schlafstörung	Temesta, Anxiolit, Praxiten, Xanor, Trittico, Buspar
Getriebenheit, Aggression, Feindseligkeit, Schlaf-Wach-Rhythmusstörung, Manie	Neurotop, Tegretol, Depakine, Convulex

- Die medikamentöse Behandlung verschiedener Symptome erfordert eine genaue Diagnose und einen sicheren Einblick in die Entstehung der Symptome.
- Wutausbrüche und Anfälle von Aggression treten durch Überforderung bei plötzlicher Orientierungslosigkeit und Ratlosigkeit auf. Werden Wut und Aggression mit dämpfenden Mitteln behandelt, kann dies die Gedächtnisleistung weiter schmälern, daher: Mit Geduld den Versuch machen, den Patienten wieder vorsichtig zu reorientieren.
- Antidepressiva können nicht die menschliche Zuwendung und Beruhigungsmittel (»Tranquilizer«) nicht die beruhigende Reorientierung ersetzen.
- Viele Psychopharmaka helfen bei Symptomen der Alzheimer-Patienten. Die Mittel müssen aber beim alten Menschen und beim Alzheimer-Patienten besonders vorsichtig angewendet werden. Grund dafür ist die teils andere, teils wesentliche langsamere Verstoffwechselung solcher Mittel beim alten und kranken Patienten. Grundsätzlich muss mit **unüblich niedrigen Dosen** gearbeitet werden, die Dosissteigerung darf nur extrem langsam erfolgen und auf die Medikamentenwirkung muss viel länger gewartet werden als beim jungen Patienten. Das Zusammentreffen vieler Krankheiten gleichzeitig beim betagten Patienten erschwert jede Standardbehandlung. Zu berücksichtigen sind schlechtere Leberfunktion, eingeschränkte Nierenleistung, Blutdruck, Körpergewicht und die Schwere der Alzheimer-Krankheit.
- Viele **Nebenwirkungen** der Psychopharmaka treten **beim alten Menschen** verstärkt auf und können schwerwiegende Folgen haben. Besonders gilt dies für die Nebenwirkungen am inneren Nervensystem mit den Problemen Harnverhaltung, Darmstörungen bis zu Darmverschluss, Sehstörungen und grünem Star. Die blutdrucksenkende Nebenwirkung führt zu Stürzen und Brüchen. Die übertriebene Beruhigung kann ebenso Stürze, Brüche, Venengerinnsel und Lungeninfarkte auslösen. Ähnliches gilt für die Nebenwirkung »Bewegungsstörung« und »Gangunsicherheit«.

Am Beginn stand der Arzt aus dem Spessart, der dem Leiden seinen Namen gegeben hat.

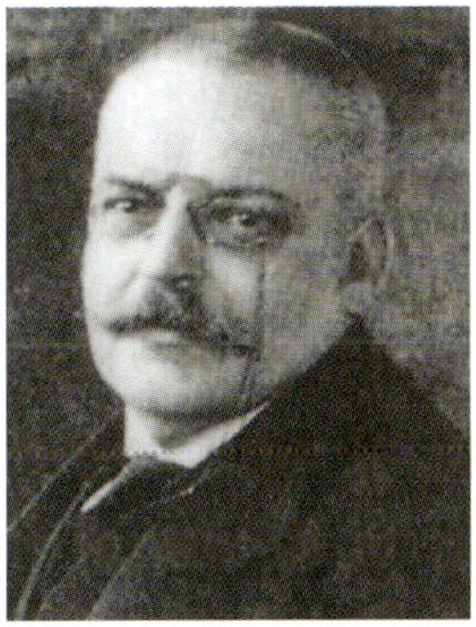

Alzheimer-Lexikon

Andere gleichbedeutende Namen für die Alzheimer-Krankheit:

Morbus Alzheimer – präsenile Demenz – senile Demenz vom Alzheimer-Typ = SDAT – Alzheimer Disease = AD

A

Acetylcholinesterasehemmer – Medikamente gegen Alzheimer, wirken krankheitsmildernd, nicht heilend

AD – englische Abkürzung für »Alzheimer's Disease

Agitiertheit – Getriebenheit

Aggression – Feindseligkeit

Amyloid – krankhafte Eiweißausschwitzungen in der Nervenzelle

Amnesie – Gedächtnisverlust

Antikonvulsiva – Mittel gegen Krampfanfälle

Apathie – Teilnahmslosigkeit

Aphasie – Unvermögen zu sprechen

Apoplexie – Schlaganfall

Aricept – Mittel gegen Alzheimer

Arteriosklerose – Gefäßverkalkung

Ataxie – Störung des Bewegungsablaufes

Atherosklerose – Gefäßverkalkung

Atrophie – Schrumpfung

B

Benzodiazepine – bestimmter Typ von Beruhigungsmitteln

C

Coping – Versuch der Bewältigung von Lebenssituationen

Cortex – Gehirnrinde

CT – Computertomographie

D

Dekubitus – Wundliegen

Delir – Verwirrtheit

Demenz – Verlust der geistigen Leistungsfähigkeit

Depression – traurige Niedergeschlagenheit

Dyskinesie – Bewegungsstörung

E

Endogen – im Körper selbst entstanden

F

Fibrillen – mikroskopisch kleinste Fasern

G

Glia – Stützzellen des Gehirns

Gyrus – Gehirnwindung

Hachinski-Test – diagnostischer Test bei Alzheimer-Verdacht

Halluzination – Trugbild, Wahnvorstellung

Histopathologie – Lehre von den krankhaften Veränderungen des Körpergewebes

HIV – Erreger der AIDS-Krankheit

Hypertonie – Bluthochdruck

Insult – Schlaganfall

Kognitiv … – Gedächtnis …, Denkleistung …

Lues – Syphilis, Geschlechtskrankheit

Manisch – Übertrieben heiter, krankhaft hochgestimmt

Medikation – Art der Versorgung mit Medikamenten

Mini Mental State Examination – diagnostischer Test bei Alzheimer-Verdacht

MMSE – Mini Mental State Examination

MRT – Magnetresonanztomographie

Multiinfarktdemenz – Gedächtnisverlust durch viele kleine Schlaganfälle

Neuroleptika – Medikamente gegen bestimmte Nervenkrankheiten

Neurologisch – das Nervensystem betreffend

Palliativ – krankheitsmildernd, ohne zu heilen

PET – Positronenemissionstomographie, Schichtaufnahmen mit schrittweisem Erfassen austretender radioaktiver Strahlung

Plaques – krankhafte Beläge an den Nervenzellen

Prognose – Aussage über den Krankheitsverlauf

Progredient – rascher Krankheitsverlauf

Psychiatrisch – die Seelenheilkunde betreffend

Psychologisch – betrifft die Funktionen des Bewusstseins

Psychose – Geistes-, Gemütskrankheit

Psychotisch – von einer Geistes-, Gemütskrankheit befallen

Retardiert – (geistig) verlangsamt

Retrogenese – Rückentwicklung

Senil – greisenhaft

Somatisch – körperlich

SPECT – Single-Photon-Emissions-Computertomographie, bestimmte Form der Computertomographie unter Anwendung von Gamma-Strahlen

SSRI – moderner Typ von antidepressiv wirkenden Medikamenten

Stereotypien – automatenhafte Wiederholungen

Subkortikal – unter der Hirnrinde (Cortex) gelegen

Sundowning – Stimmungsänderung gegen Abend, Sonnenuntergang

Syphilis – Lues

Tranquilizer – Beruhigungsmittel

Trizyklische Antidepressiva – schon ältere Mittel gegen Depression

Uhrentest – diagnostischer Test bei Alzheimer-Verdacht

Unilateral – einseitig

Informationen und HOTLINES[1]

Österreich

Sozialservice der Bundesländer
Steiermark: (0 71 14) 20 01 11
Vorarlberg: (0 55 74) 68 38-31
Oberösterreich: (0 79 24) 7 77 78
Tirol: (05 12) 17 75
Wien: (01) 5 33 77 77
Burgenland: (0 26 82) 6 08-20 06
Salzburg: (06 62) 80 72-32 41
Niederösterreich: (0 27 42) 3 33-25 18

Österreichische Alzheimer Gesellschaft
AKH Wien Univ.-Klinik für Neurologie
Währinger Gürtel 18 – 20, 1090 Wien
(01) 4 04 00-31 48 (01) 4 04 00-31 41

Österreichische Alzheimer Liga
Psychiatrisches Krankenhaus der Stadt Wien
Baumgartner Höhe 1, 1145 Wien
(01) 91 06 0-2 03 08 , Fax (01) 91 06 0-4 98 52

Institut »Sicher Leben«
Zaunergasse 4, 1030 Wien
(01) 7 15 66 44

Wien

Sozial-Ruf, (01) 5 33 77 77
Liefert Informationen und macht auf eine Vielzahl von Hilfsdiensten aufmerksam; Heimhilfe, Besuchsdienst, Essen auf Rädern, Reinigungsdienst, Wäschepflegedienst, Reparaturdienst, mobile Ergotherapie.

Gesundheits- und Sozialzentren
(Stützpunkte der Sozialen Dienste, der Mobilen Hauskrankenpflege und Sozialarbeit in einem Zentrum)

Montag bis Freitag: 7.30 Uhr – 15.30 Uhr

für die Bezirke 1, 2 und 20
Tel: (01) 2 11 06-02800, Fax: (01) 2 11 06-99-02800
E-Mail: gsz1.2.20@m47.magwien.gv.at

für die Bezirke 3 und 11 (in Vorbereitung)
Tel: (01) 7 40 34-11800, Fax: (01) 740 34-99-11800
E-Mail: gsz3.11@m47.magwien.gv.at

für die Bezirke 4, 5 und 10
Tel: (01) 6 05 34-10800, Fax: (01) 6 05 34-99-10800
E-Mail: gsz4.5.10@m47.magwien.gv.at

für die Bezirke 6, 7, 14 und 15
Tel: (01) 8 91 34-15800, Fax: (01) 8 91 34-99-15800
E-Mail: gsz6.7.14.15@m47.magwien.gv.at

für die Bezirke 8, 16 und 17
Tel: (01) 4 91 96-16800, Fax: (01) 4 91 96-99-16800
E-Mail: gsz8.16.17@m47.magwien.gv.at

für die Bezirke 9, 18 und 19
(in Planung – dzt. noch mehrere Standorte)
Tel: (01) 4 76 34-18800, Fax: (01) 4 76 34-99-18800
E-Mail: gsz9.18.19@m47.magwien.gv.at

für die Bezirke 12, 13 und 23
Tel: 811 34/12800, Fax: 811 34/99/12800
E-Mail: gsz12.13.23@m47.magwien.gv.at

für die Bezirke 21 und 22
Tel: (01) 2 11 23-22800, Fax: (01) 2 11 23-99-22800
E-Mail: gsz21.22@m47.magwien.gv.at

Aktion Alzheimer
(01) 4 86 39 39

Gerontopsychiatrisches Zentrum – Beratungszentrum für Angehörige
Sechsschimmelgasse 21, 1090 Wien
(01) 3 10 00 16

Selbsthilfegruppe Alzheimer-Angehörige Austria
Obere Augartenstraße 26 – 28, 1090 Wien
(01) 3 32 51 66, Fax (01) 3 34 21 41

Psychosoziale Information (PSI)
(01) 3 10 25 73 oder (01) 3 10 25 74

Sozialpsychiatrischer Notdienst Wien
(01) 3 10 87 79 oder (01) 3 10 87 80

Angehörigengruppe im SMZ-Ost
Psychiatrische Abteilung Station 38
Langobardenstraße 122, 1220 Wien
(01) 2 88 02-30 38

Psychiatrisches Krankenhaus der Stadt Wien, Tagesklinik 19/3
Baumgartner Höhe 1, 1145 Wien
(01) 91 0 60-2 19 30

Caritas Socialis
Pflege- und Sozialzentrum
Pramergasse 7, 1090 Wien
(01) 3 16 63-0

Niederösterreich

Hilfswerk Baden
Pergerstraße 15, 2500 Baden
(0 22 52) 8 62 60, Fax (0 22 52) 8 62 60-7

Gertrude Grabenwöger
(0 26 22) 7 82 28 oder 4 45 67
E-Mail: grabe@utanet.at

NÖ Landesnervenkrankenhaus Gugging
Hauptstraße 2, 3400 Maria Gugging
(0 22 43) 9 05 55-2 60, Fax (0 22 43) 9 05 55-4 36

[1] Die Adressen wurden sorgfältig recherchiert und sind zum Zeitpunkt der Drucklegung auf neuestem Stand.
Es wird kein Anspruch auf Vollständigkeit übernommen.

Dachverband der NÖ Selbsthilfegruppen
Landhaus Boulevard, Haus 4, Postfach 26,
3109 St. Pölten
(0 27 42) 2 26 44, Fax (0 27 42) 2 26 86
Homepage:
www.members.aon.at/noe.dvb/DACHVERBAND
E-Mail: noe.dvb@aon.at

Kurt Hiess
(06 76) 4 18 78 95 oder (06 64) 2 34 64 89
E-Mail: cfreshhk@netsurf.at

Traude Izaak
(0 27 72) 5 34 32
E-Mail: noe.dvb@aon.at

Christine Hüttner
(06 64) 4 04 05 95

Kontaktstelle für Selbsthilfegruppen im Rahmen des sozialmed. Dienstes der Gesundheitsverwaltung, Magistrat St. Pölten
Linzer Straße 10 – 12, 3100 St. Pölten
(0 27 42) 3 33-25 18

Burgenland

Wilma Brauneis
Tel. + Fax (0 26 82) 6 73 81

Barbara Riedl
Tel. + Fax (0 26 82) 6 73 81

Ulrike Macher
(0 33 83) 31 77
Mobil (06 76) 5 06 96 75

Oberösterreich

Landes-Nervenklinik Wagner-Jauregg
Wagner-Jauregg-Weg 15, 4020 Linz
(07 32) 69 21-0
Fax (07 32) 69 21-2 07

IGF – Integrierter Gesundheits- und Sozialsprengel der Stadt Wels
Hans Sachs-Straße 4, 4600 Wels
(0 72 42) 6 99-210 oder 2 11,
Fax (0 72 42) 6 99-2 01

Morbus Alzheimer Selbsthilfe, Felicitas Zehetner
Tel. + Fax (0 61 32) 2 14 10
E-Mail: verein@mas.or.at
Homepage: www.mas.or.at

Kärnten

Reinhold Walcher
Tel. + Fax (0 42 23) 23 39

LKH Wolfsberg
Paul Hackhoferstraße 9, 9400 Wolfsberg
(0 43 52) 53 34 53, Fax (0 43 52) 53 34 55

Maria Wilhelm
(06 64) 4 88 03 90

Steiermark

Landesnervenklinik Sigmund Freud
Wagner-Jauregg-Platz 1, 8011 Graz
(03 16) 21 91-0, Fax (03 16) 21 91-35 85

Veada Stoff
(03 16) 27 55 75
E-Mail: veada@gmx.at

Soziales Service Graz-Nord
Flosslendstraße 18, 8020 Graz
(03 16) 68 71 41 Fax (03 16) 68 71 41-41
E-Mail: gesundheitsstation@sozialesservice.at

Psychosoziales Zentrum Graz Ost
Hasnerplatz 4, 8010 Graz
(03 16) 67 60 76

Sozialmedizinisches Zentrum Liebenau
Liebenauer Hauptstraße 102, 8041 Graz
Tel. + Fax (03 16) 42 81 61

Sozial- und Begegnungszentrum
Maiffredygasse 4, 8010 Graz
(03 16) 38 21 31, Fax (03 16) 38 23 88

Integrierter Sozial- und Gesundheitssprengel
Johann-Böhm-Straße 27, 8605 Kapfenberg
(0 38 62) 2 15 00-3, Fax (0 38 62) 2 15 00-4

Salzburg

Alzheimer-Angehörigen-Gruppe
Landesnervenklinik Salzburg
Ignaz-Harrer-Straße 79, 5020 Salzburg
(06 62) 44 83-30 11, Fax (06 62) 44 83-30 34

Amt für Seniorenbetreuung, Magistrat Salzburg
St.-Julien-Straße 20, 5020 Salzburg
(06 62) 80 72-32 41

Selbsthilfe Salzburg
Dr. Anneliese Grafinger
(06 62) 88 89-2 58

Sozial- und Gesundheitszentrum
Grazer Bundesstraße 6, 5020 Salzburg
(06 62) 64 91 40-0, Fax (06 62) 64 91 40-21

Tirol

Dachverband Selbsthilfegruppen
(05 12) 57 71 98

Univ.-Klinik für Psychiatrie /Innsbruck
Gedächtnissprechstunde
Anichstraße 35, 6020 Innsbruck
(05 12) 5 04-36 33

Hannelore Mark
(0 54 12) 6 61 07

Bezirkskrankenhaus Kufstein
Endach 27, 6330 Kufstein

Abteilung Psychiatrie
(0 53 72) 69 66-38 05, Fax (0 53 72) 1938

Abteilung Neurologie
(0 53 72) 69 66-34 05, Fax (0 53 72) 19 34

Vorarlberg

Sozialsprengel Hard
Ankergasse 24, 6971 Hard
(0 55 74) 7 45 44, Fax (0 55 74) 7 45 44-4

LKH Rankweil
Valdunastraße 16, 6830 Rankweil
(0 55 22) 4 03-2 66, Fax (0 55 22) 4 03-4 64

Arbeitskreis für Vorsorge- und Sozialmedizin (AKS Bludenz)
Hermann-Sandner-Straße 3/1, 6700 Bludenz
(0 55 52) 6 50 35, Fax (0 55 52) 6 50 35-4

Arbeitskreis für Vorsorge- und Sozialmedizin
Rheinstraße 61, Postfach 304, 6901 Bregenz
(0 55 74) 6 45 70

Deutschland

Deutsche Alzheimer Gesellschaft e.V.
Friedrichstraße 236, 10969 Berlin
(0 18 03) 17 10 17 oder (0 30) 2 59 37 95-0,
Fax (0 30) 31 50 57 35
E-Mail: deutsche.alzheimer.ges@t-online.de
www.deutsche-alzheimer.de

Alzheimer Forschung Initiative e.V
Grabenstraße 5, 40213 Düsseldorf
(02 11) 86 20 66-0, Fax (02 11) 86 20 66-11
E-Mail: info@alzheimer-forschung.de
www.alzheimer-forschung.de

Schweiz

Schweizerische Alzheimervereinigung
8,rue des Pecheurs
1400 Yverdon-les-Bains
(0 24) 4 26 20 00, Fax (0 24) 4 26 21 67
E-Mail: alz@bluewin.ch
www.alz.ch

Einige internationale Internet-Adressen für »Alzheimer«

www.deutsche-alzheimer.de

www.ar-msj.demon.co.uk
Alzheimer' Reports journal info&links to hot sites

www.alzheimers.org/adear
AD education and referral center (ADEAR)

www.centerwatch.com
Clinical trials listings

www.agenet.ac.uk
Multidisciplinary dementia and aging research site

http://dementia.ion.ucl.ac.uk
Dementia web

www.alz.org
Alzheimer's Association (US) Web site

www.nih.gov/nia/
National Institute on Aging (NIA) homepage

http://members.aol.com/healwell/alzheimers
Alzheimer's internet resource

www.alzheimer-europe.org
Improve the case of Alzheimer's patients through collaboration of members associations

adi@alzdisint.demon.co.uk
Alzheimer's Disease International

Pharmafirmen wie Bayer, Glaxo, Hoechst, Lilly, Marion Roussel, Merck, Novartis, Wellcome haben eine eigene Homepage für »Alzheimer«.

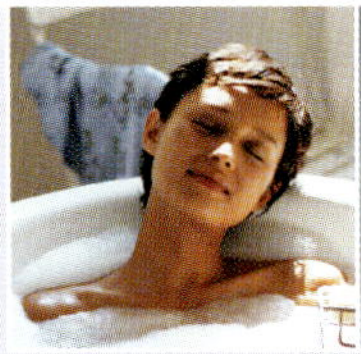
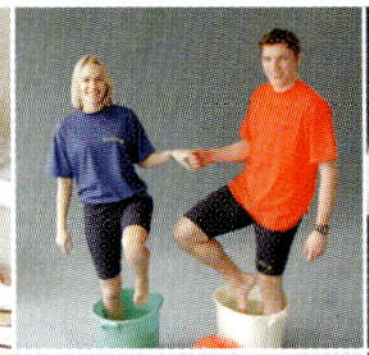
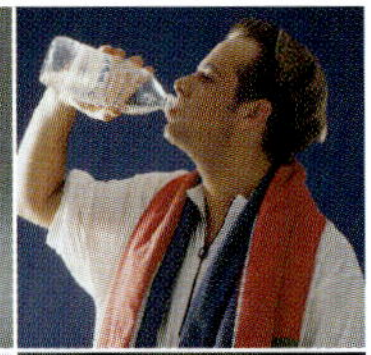

Gesünder mit Kneipp

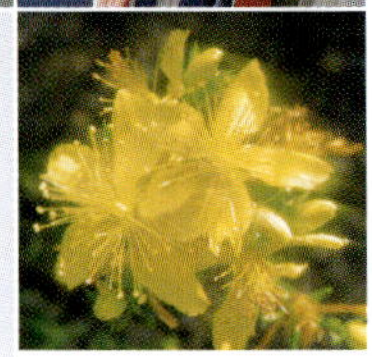

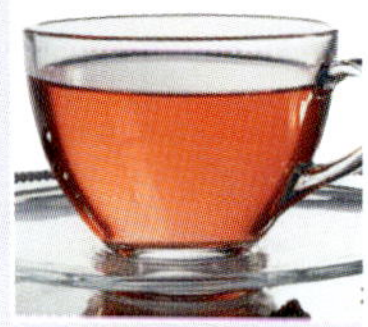

Der Österreichische Kneippbund

ist ein gemeinnütziger Verein, der seine Tätigkeit – Informationen über Abhärtung durch Wasseranwendungen, Gesundheitsvorsorge, moderne Ernährung, Heilkräuter, Bewegung und Lebensordnung sowie ein umfassendes lokales und österreichweites Seminar- und Kursangebot – mit seinen 200 Kneipp-Aktiv-Clubs in ganz Österreich durchführt. 50.000 Mitglieder gehören dem Österreichischen Kneippbund an, sie erhalten 10-mal jährlich die Kneipp-Gesundheitszeitschrift.

Wir laden auch Sie ein, bei uns Mitglied zu werden!
Mitgliedsbeitrag nur € 25,–/Jahr.

Fordern Sie kostenlos unsere Informationsbroschüren an.
Ihrer Gesundheit zuliebe!

ÖSTERREICHISCHER KNEIPPBUND

Kunigundenweg 10 · A-8700 Leoben
Tel. (0 38 42) 2 17 18 · Fax (0 38 42) 2 17 18-19
Internet: www.kneippbund.at · E-Mail: office@kneippbund.at

In Deutschland können Sie sich dem Kneippbund e. V. anschließen – mit ähnlichem Angebot!

Adresse: **Kneippbund e. V., Adolf-Scholz-Allee 6 - 8, D-86825 Bad Wörishofen**

Bleiben Sie gesund!